わが子よ

出生前診断、生殖医療、生みの親・育ての親

共同通信社社会部【編】

現代書館

はじめに

本書は、二〇一三年四月から翌一四年六月にかけて共同通信社が配信した連載企画「わが子よ」の記事を一冊にまとめたものだ。出生前診断、生殖医療、養子縁組という三つのテーマを、取材班は一年余りにわたって追いかけてきた。

第一部では出生前診断を取り上げた。従来のものとは一線を画す新たな検査が医療現場に導入され、注目を集めている。ダウン症など一部の染色体異常の可能性があるかどうかを高精度に調べられるといい、導入直後から多くの妊婦が実施医療機関に列をなした。胎児の障害を理由とした人工妊娠中絶をどう考えるかといった倫理面の問題がクローズアップされたが、実はこうした問題は新検査に限らず、出生前診断という技術そのものが内包しているといえる。妊婦健診で受ける超音波検査（エコー検査）も、妊婦がそれと意識することはないかもしれないが、広い意味では出生前診断の一つとして位置付けられる。

おなかの子に思わぬ病気や障害が見つかった時、命をめぐる重い選択にどう向き合うのか。女性が子どもを産む年齢が高くなる晩産化が進む中、誰もがこうした問題の当事者になり得る。その時に問われるのは、子どもを産み、育てることの意味だ。

生殖医療を取り上げた第二部でも、出生前診断と同様、日進月歩で発達する技術との関わりの中で、幸せのかたちが揺らいでいる現状を描いた。

日本で初めて体外受精による赤ちゃんが生まれたのは一九八三年だ。当初は「試験管ベビー」と呼ばれ、特殊なものとみられていた技術はこの三十年で普及が進み、体外受精による年間の出生数は三万人を超え、全体の四パーセント近くを占めるまでになった。排卵日を予測して性交渉を持つタイミング法をはじめ、ホルモン療法や人工授精、体外受精や顕微授精とさまざまな選択肢が用意されている。まだ実用化されていないが、老化した卵子の若返り技術の研究も進む。

だが、選択肢が増えれば増えるほど、不妊に悩む夫婦は、妊娠という目標に向かって走り続けなければならなくなる。次から次へと新たな治療法を勧められ、立ち止まって考える時間を持つ機会は少ない。進むべき道を踏み迷い、さまざまに傷つき、苦しんでいる夫婦の思いを取材しながら、治療する側と、治療を受ける側の間に入り、中立的な立場で相談に乗ったり、アドバイスしたりする仕組みがいまだ不十分な不妊治療の在り方について考えさせられた。

さらには、第三者から提供された精子や卵子を利用する非配偶者間の人工授精や体外受精、子宮のない女性が体外受精でつくった受精卵を別の女性の子宮に戻し、子どもを産んでもらう代理出産といった手段もあるが、これらは生殖に夫婦以外の人間を巻き込むという点で、全く別の問題を生じさせる。

自分の親は一体誰なのか。自分のルーツはどうなっているのか。子どもが成長し、アイデンティティーを確立していく上で、こうした根源的な問いに答えを見いだせないとしたら、どうだろうか。生まれてくる子どもが出自を知る権利を持ち、それをどう保障するかという問題は、医療現場も、社会全体としても、これまでなおざりにしてきたと言わざるを得ない。不妊に悩むカップルにどうやって子どもを授けるか、ということだけを追求するのではなく、生まれてきた子どもを当事者として扱い、親も子どもも幸せになれる制度設計を考えていく必要がある。

第三部では、養子縁組や里親をテーマに据えた。親が育てられない子どもをどう育てるか。施設偏重と言われる日本の「社会的養護」が問われる中、こういう道もあるんだ、と広く知ってもらう一助になればと願う。

血のつながりがないところで親になり、子になるというのは決して簡単なことではない。簡単ではないが、さまざまな困難を乗り越え、荒波をかぶりながら育まれていく絆は強く、そこにある日々は私たちに「親子って何だろう」と問いかける。それは第一部から第三部を通じての本書のテーマでもある。

わが子よ―目次

第三章　読者からの手紙　50

第四章　課題編　60

第二部　生殖医療

第三部　生みの親・育ての親

第一章　親になりたい

第二章　子どもの思い　203

第一部 出生前診断

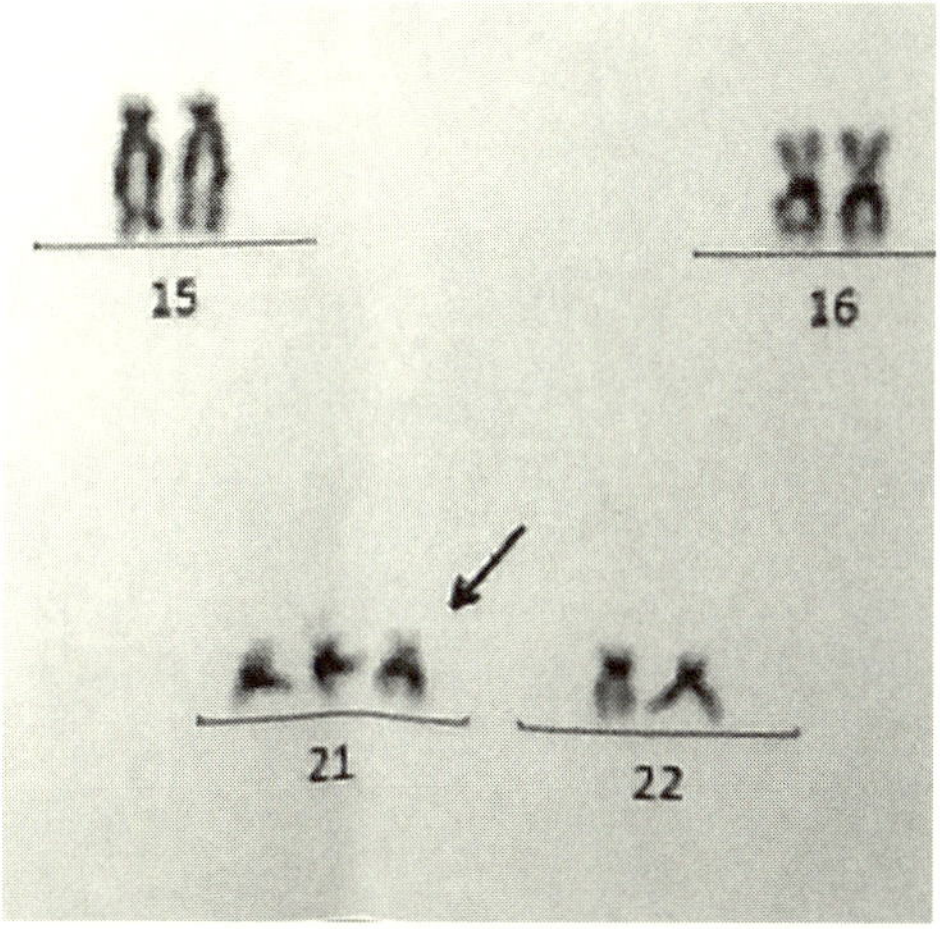

小美津（16 頁）の 21 番染色体（矢印）。羊水検査で 3 本あることが分かり、ダウン症と確定した

第一章　葛藤編

一、待望の赤ちゃんに障害
「存在否定したくない」

二〇一二年十月十九日夜、自宅にいた井上誠（四三）の携帯電話が鳴った。妊娠三十週に入った妻の陽子（四二）が通う病院の医師が、言いづらそうに検査結果を告げる。

「21トリソミーでした」

その言葉は、わが子がダウン症と確定したことを意味していた。

最初の病院で受けた妊婦健診時の超音波検査で「足が短い」と指摘されたが、忙しそうな医師に気兼ねして詳しくは聞けなかった。インターネットでダウン症に多い特徴の一つと知り、夫婦は「はっきりさせたい」と希望。紹介された次の病院で受けたのが羊水検査だった。羊水を採取して胎児の細胞を調べる、確定診断のための検査だ。

その夜、井上は別の部屋にいた陽子に一言、伝えるだけで精いっぱいだった。

「ダウン症やった」

それから三日間、二人は泣き続け、食事も喉を通らなかった。

ダウン症があると発達の遅れを伴うことが多いが、重い合併症がなければ学校に通ったり、働いたりして、社会の中で生きていくことができる。

だが夫婦のショックは大きかった。「差別される」「子どもがいることを誰にも言えない」と不安にさいなまれ、「死にたい」と追い詰められた。

✽好きなリンゴの名にちなみ

技術の進歩でダウン症を含む染色体異常が分かる機会が増え、人工妊娠中絶に結びつくケースもある。井上自身、自分たち夫婦について、こう述懐する。

「もしダウン症と判明した時期が早かったら、おろしていたと思う」

母体保護法で中絶が許されるのは妊娠二十二週未満に限られ、井上夫婦にその選択肢はなかった。これまで「努力すれば何とかなると思って生きてきた」という井上だが、今回ばかりは「何ともならない」と現実を受け止めるしかなかった。

十二月六日、三千二百グラムを超える娘が生まれた。生まれてみればかわいかった。

「僕にそっくり（笑）」「その顔をみたら、ダウン症のことなどどうでもよくなりました。あんなに苦しんだのに……」

誕生の八日後、井上はブログに書き込んだ。

好きなリンゴの名前と同じ音で小美津《こみつ》と名付けた。毎朝目を覚ますたび、小美津は生まれてきて幸せなのかと考えた。結婚して六年、やっと授かった待望の子だ。一生懸命生きる姿を見ると、できるだけ長く一緒にいたいと思う。

✽ある疑問

以前なら「ダウン症と分かったらおろしていた」と話す井上。今、あらためて考えをめぐらすと分からなくなる。「小美津はすごくかわいい。この子の存在を否定したくない」という気持ちは強い。

出生前診断[注]を受けるなら、障害があると分かった時にどういう選択をするのか最初から考えておくべきだと井上は言う。妊娠二十二週未満とされる中絶のタイムリミット。そのころ、胎児はどんな状態なのか。

「『自分は生きている』と分かっているのかどうか、医者に聞いてみたい」

彼が口にした疑問への答えを求め、取材班は関東地方の大学病院を訪れた。

＊　＊　＊

出生前診断のための新たな検査が二〇一三年春、医療現場に導入された。妊婦の血液を検査し、ダウン症を含む三種類の染色体異常の有無を高精度に判別できる。羊水検査などによる確定診断の先にあるのは、中絶するか否かという重い決断だ。

これまでも、おなかの子の障害や病気を告げられた夫婦は葛藤に直面し、苦悩しながらそれぞれの道を選択してきた。新検査の登場で「命の選別」への懸念が強まる今、子どもを産み、育てようとする夫婦に何が起きているのかを探っていきたい。（第一章に登場する家族はいずれも仮名）

注 **「出生前診断」** 染色体異常などの胎児の障害や病気を妊娠中に診断すること。子宮内から少量の羊水を採取し、そこに含まれる胎児の細胞を調べる羊水検査や、胎盤の組織を採取する絨毛《じゅうもう》検査などさまざまな種類がある。採血だけで受けられるものとしては、染色体異常の有無を確率的に算出する母体血清マーカー検査や、精度が高い「新出生前診断」として注目される母体血胎児染色体検査があるが、いずれも確定診断には羊水検査などが必要となる。

二、見つからない答え
「二人目ができたら……」

薄暗い室内にモニターの明かりが浮かぶ。三十床ある保育器の一つに、手のひらに乗るほど小さい赤ちゃんが眠っていた。人工呼吸器や点滴のチューブが延びる。

「一カ月前に妊娠二十三週、五百グラム弱で生まれた子です。体重は七百グラム弱まで増えました」

埼玉医大総合医療センター新生児集中治療室（NICU）で、母体・胎児部門教授の馬場一憲が話した。

保育器の照明がついた瞬間、その赤ちゃんは驚いたように全身をびくっと動かした。

母体保護法は「胎児が母体外で生命を保持することのできない時期」に限って中絶を認めている。現在は二十二週未満。二十二週以降は救命も可能だ。

二十二週未満の胎児は、自分で生きていると分かっているのか――。

ダウン症の娘、小美津を育てる井上の問いを記者がぶつけると、馬場は「刺激には反応するが、意識して動いているのか、単なる反射なのかは分からない」と困惑気味に答えた。

超音波検査では胎児が顔をしかめたり、笑ったりしているように見える。実際に感情があるのか、そう見えるだけなのかは確かめようがない。

ただこれだけは言える。

「まだ小さすぎて産声を出せないような赤ちゃんでも、生まれたらすぐに呼吸しようと努力する。生きようとするそぶりは見せるんです」

✿諦めかけた子ども

井上は陽子と二〇〇六年に結婚した。翌年に地元、三重県内の小高い丘の上に家を建てた。一階に仕事部屋を設け、インターネット関連の仕事を始めた。

夫婦で半年ほど不妊治療に通ったが、結果は出なかった。

「二人だけの生活のまま人生を終えるのか」と感じた井上は、やがて、昔からの夢だった宇宙の研究のため京都大大学院の修士課程に通い始めた。子どもはほとんど諦めていた。

不妊に効くという漢方薬を飲み続けていた陽子の妊娠が分かったのは、ちょうどそのころだ。つわりがひどく、体重は四十キロ台前半に落ちた。井上は京都と自宅を行ったり来たりし、病院への送り迎えをした。

「妊婦健診に一緒に行ったりするのは楽しかった」

次第に京都には戻らなくなった。

✿揺れる感情

夫婦で始めたブログには、妊娠中にわが子の障害を知らされてからの追い詰められた気持ちや、二〇一二年十二月に誕生した娘の日々の様子がつづられている。

「小美津が生まれてから、『障害があるから堕胎』という考えはおかしいと思うようになった」と井上が言う。

ダウン症があっても成人して一生懸命生きている人もいる。次の子ができた時、出生前診断を受けるかどうか。

陽子ともそれとなく話をしているが、夫婦はまだ答えを見つけられないでいる。

三、泣いて、悩み抜いた日々
産む／産まないの重い選択

二〇〇九年十一月十七日、川井真理（四七）は、自宅がある高松市から大阪に向かう乗用車の車内で、当時三歳の長男隆也を見つめていた。

「障害がある子を、二人は育てられない」

ハンドルを握る夫の正治（四三）に聞こえないよう、心の中でつぶやく。

行き先は大阪市天王寺区にあるクリフム夫《ぷう》律子マタニティクリニック。院長の夫医師は胎児診療の専門家で、出生前診断を受けようと全国から妊婦が集まる。

知的障害がある長男を育てる真理は二人目の子を身ごもり、この時、妊娠二十週を迎えていた。

✻恐れていた言葉

「染色体の2番と13番に異常がありました」

診察室で夫医師が染色体の絵を描きながら告げたのは、真理がずっと恐れていた言葉だった。

隆也にも2番と13番の染色体に異常がある。〇六年に生まれた時、かかりつけの小児科医から言われたことが、その後も真理の心に重くのしかかっていた。

「今後どう成長するか、目が見えるか耳が聞こえるか、歩けるかどうかも分からない」

実際には二歳七カ月で歩けるようになり、目や耳にも問題はない。ただ、言葉は話せない。

隆也を四十歳で産んだ真理は、妊娠中に医師から出生前診断を勧められたが、「年齢を考えれば最後のチャンスかもしれない。たとえ障害があっても育てるから」と検査は受けずに済ませた。

二人目の子の妊娠が分かった時は、出生前診断を望んだ。

「今でさえ大変なのに、同じように障害がある子が生まれたら、隆也の世話が十分できなくなる」

真理は、結果が悪ければ中絶しようと決めていた。

✿超音波で見たわが子の心臓

クリニックからの帰り道。正治が重い口を開いた。

「何とか産めないか」

せっかく宿った命を葬ってしまうことに、正治にはどうしても抵抗があった。

その言葉に真理はうなずけないでいた。毎朝会社へ出掛ける夫と違い、家で一日中、子育てをするのは私だ。その私が二人を育てることに自信を持てずにいるのに、夫は何を言っているのか。

だが、真理自身も気持ちが揺らいでいた。診察室で見た超音波検査のモニター画面に、はっきりと動くわが子の心臓が映し出されていた。

「私がこの子の心臓を止めていいのか。こんなに元気に動いているのに」

一方で「隆也より重い障害があったら……」と不安は大きくなるばかり。

産むのか、中絶するのか。どちらを選ぶのも怖かった。

母体保護法で中絶が認められるのは妊娠二十二週未満。あと十日のうちに決めなければならない。「毎日のように泣いて、悩み抜いた」という日々の始まりだった。

✽育っていく命

高松市の自宅に帰った真理と夫の正治は、離れて暮らすそれぞれの両親に電話で検査結果を伝えた。どちらの両親も「産まないほうがいい」との意見だった。

おなかに宿った二人目の子にも、長男と同じ染色体異常があるとの結果に、家族は皆ショックを受けていた。その中で夫だけが「産んでほしい。この子も生まれたがっていると思う」と言い続けた。

「隆也より障害は軽いんじゃないか」

夫の言葉に、真理は「そう言われても、賭けのようなことはできない」と反発を覚えながら、悩みは深まっていった。

おなかの子に染色体異常があることは確定したが、超音波で分かる範囲では、胎児の体の状態に悪いところは見当たらないという。

長男には発達の遅れはあるが、自分で歩けるし、病気で寝込むこともない。障害はあっても生きて、育っていく命だ。

✽声なき声で「ちゃんと産んでね」

中絶を選択できるタイムリミットまであと三日——。

真理は仕事がある夫を高松に残し、長男と一緒に徳島市の実家に帰った。面と向かって両親と話し合うためだ。

「産むかどうか悩んでいる」

「やめな。いかんよ」

そんなやりとりが繰り返された。

真理には以前、中絶した経験があった。長男が生まれる前の二〇〇三年。超音波検査で胎児に重い脳障害をはじめ、さまざまな先天異常があることが分かった。「生まれても育つのは難しい」と告げられ、諦めた。

生まれることなく失ったわが子の存在は、ずっと心にあった。

「今度はちゃんと産んでね」

夢か現実か。眠れない夜、一度も聞くことがなかったその子の声が聞こえた気がした。次第に気持ちが出産へと傾いていった。

✤濃い霧が晴れた瞬間

ただ、産んでも育てる自信はなかった。悩む真理の姿に、母の態度は少しずつ変わっていった。何度も話し合い、明日には結論を出さなければならないという日の夜になり、根負けしたように母が言った。

「悩んどるってことは、本当は産みたいんだろう。それなら産んだらいいで。『この世のことは、この世で』って言うしな」

母の謎めいた言葉を、真理は「どうやって二人育てるかは、生まれた時に考えるしかない」という意味に取った。濃い霧が晴れた気がした。

「生まれてくる子を、この世の中の人間の温かさに触れさせてあげたい」

翌朝、真理は大阪の夫医師に携帯電話で短くメールを送った。

「産むことにします」

心は決めたものの、子育てへの不安は残っていた。年が明けると、真理と正治は、クリニックでの経過観察のため再び大阪を訪ねた。

長男の隆也に続き、同じ染色体異常が判明したおなかの子。長男の世話に今までと同じように時間を取るのは難しくなるだろう。

「かわいそうな思いをさせてしまう」

泣きながらそう話す真理を、夫医師は「大丈夫。お兄ちゃんはそんなことは思わないはず」と励ました。

✿いつか母さんと呼んで

二〇一〇年の春、真理は長女の久美を産んだ。

元気な産声だった。発達はゆっくりだが、ハイハイで家中を動き回る。

引っ込み思案で居間からほとんど出ようとしなかった長男と違い、長女は好奇心が旺盛で外出を嫌がらない。

「きょうだいで音楽を聴いたり、テレビを見たりするのが大好き。久美が泣くと隆也が手を差し伸べるような仕草をして、久美がぴたりと泣きやむ」

長男の時は子育ての大変さと将来への不安から泣き通しだった真理だが、今は育児にも慣れ、心にゆとりができた。ただ、気掛かりもある。七歳の今も、まだ言葉を話せない兄。同じ染色体異常がある三歳の妹。

「いつ自分を呼んでくれるのだろう。母さんと呼ぶのが難しくても、せめて『かあ』だけでもいい」

そんな願いを込め、わが子二人の成長を見守る。長男は特別支援学校に通い、長女も保育所に入った。

✿母をたたえる拍手

二〇一三年三月一日、大阪国際交流センター（大阪市天王寺区）の一室に、出生前診断を経験した家族ら二十人ほどが集まった。夫医師が企画した「ふれあい討論会」だ。

話しやすいように半円形に並べられた椅子の端のほうに夫とともに座った真理も、回ってきたマイクを手に自身の体験を語った。

「二人も障害児を育てる自信なんて、到底なかった」

妊娠当時を思い出し、あふれる感情をこらえる真理。

「本当に悩んだけど、産むことにしました」

涙で言葉が続かなくなったその時、夫の傍らにいた長男が突然手をたたき始めた。まるで、両親の頑張りをたたえるかのように。

「ママの大演説に、拍手です」夫医師の言葉に、会場はふわっと優しい空気に包まれた。

真理は言う。

「親も友達も、私に『苦労ばかりして』と言う。確かに大変だし、心配もいっぱいあるけど、苦労と感じたことはない。子どもたちは神様が寄越してくれたんだから、笑って、頑張って、育てる」

悩んだ末に、産む選択をした真理。一方、会場には別の道を選んだ女性も姿を見せていた。

四、笑顔で会いたかった
中絶、悲しくないわけない

赤ちゃんが欲しかった。

大阪国際交流センターの会場で、工藤明子（三五）は思いをかみしめていた。その場にいる他の家族と同じく、明子もかつて命の選択を迫られた。

✽おなかの子に語りかけ

明子が、かかりつけの産科医から「胎児の脳に異常があるかもしれない」と告げられたのは五年前。妊娠二十一週になる直前のことだった。

胎動を感じるようになり、順調とばかり思っていた。

「笑顔であっちゃんに会いたい」赤ちゃんだから、あっちゃん。おなかの子に何度も語りかけていた。

それまで流産や出産事故で子どもを亡くす経験をしていた明子。思いもよらない説明を聞き、

「どうして私ばかりがこんな目に」と理不尽さに打ちのめされた。

医師の勘違いであることを願ったが、別の病院で脳に障害があることが確定した。詳しく調べるため、夫医師のクリニックを紹介された。

✿厳しい現実に直面

明子は夫の純一（三八）と話し合い、障害の重さによっては出産を諦めようと思っていた。夫医師のクリニックでは現実の厳しさを告げられた。

「介護が必要で、自分の意思があるかどうかも分からない」

症状の詳細や原因、おろした場合にまた子どもを授かることはできるのか。夫医師は質問に一つ一つ答えながら「産んでも、産まないと決めても完全にサポートします」とはっきり言った。

診察は約三時間に及んだ。

意思があるかどうか定かでなく、寝たきりかもしれないわが子。

「子どもが自分の意思ではなく、親のエゴで『生かされる』ことになるんじゃないか」

「生まれることが本人にとって、家族にとって、幸せなこととは思えない」

明子の心は出産を諦めるほうに固まっていったが、なかなか踏ん切りがつかない。

診察の最後に、胸の奥にあった質問をぶつけた。

「生まれてから手にかけたら、殺人になる。私は子どもが欲しくて妊娠したのに、中絶するのはどうなんでしょう」

夫医師は答えた。

「赤ちゃんは、妊娠してお母さんが喜んでくれたことも、悩んで決断したことも知っている。自分のことを思っているお母さんの気持ちが分かっている。だから恨んだりしない」

その言葉を聞き、明子はようやく口にした。「諦めます」

別の病院に入院し、おなかの赤ちゃんが外へ出たのは二日後。その日の夜、明子は日記に書いた。「もちろん悲しくないわけない。申し訳ない。この選択が正しかったのかも分からない。だけど、お父さん、お母さんなりに考え、自分たちで出した答えだから……」

✽小さすぎて拾えなかった骨

明子は、青いベビー服に、同じ色の帽子をかぶった幼い男児の亡きがらをそっと抱き、別れを告げた。二〇〇八年五月三十一日、夫の純一とともに自宅近くの火葬場で見送ったわが子は、小さすぎて骨を拾うこともかなわなかった。

最初に超音波検査で胎児の脳の異常を指摘されてから一週間ほどしかたっていなかった。

悩んだ末に出産を諦めた夫婦は、この世で生きることがなかったわが子を「祐希」と名付けた。

「ごめん」と「ありがとう」――。

異なる二つの思いが明子の心にあった。

二週間後、わが子へのメッセージをノートに書き記した。

「ごめんね。健康に産んであげられなくて。祐希が悪いわけじゃないのに、こんな選択をしてしまって。お母さんが悪いのにね」

明子は子どもが好きで、ずっと赤ちゃんが欲しいと願っていた。

自分は一人っ子で、きょうだいがいるにぎやかな家庭がうらやましかった。子どもをたくさんつくりたいと思っていたが、なかなか子宝に恵まれなかった。

出生前診断の際、夫医師は丁寧に説明した。

「遺伝的な原因で男児の場合に限って障害が出る可能性が高い」

以前流産した経験があり、今後もう子どもは産めないのかと思っていた明子を、夫医師は「赤ちゃんを諦めなくていい」と励ました。

まだ希望は捨てなくていい。わが子に名前を付ける時、こんな気持ちを込めた。

「自分に勇気をくれた。ありがとう、いろんな事を教えてくれて」

✽どんな答えでも

次の子の妊娠が分かったのは、その年の九月。十一月には男の子と判明した。

「また重い障害があるかもしれない」夫婦は落ち込んだが、夫医師は超音波検査の結果を見て「大丈夫」と太鼓判を押した。〇九年五月に生まれた赤ちゃんに障害はなかった。すくすくと成長し、幼稚園に通う。歌や踊りが大好きな子だ。

自宅の飾り棚には青い服を着た小さな人形が置かれ、家族を見守っている。祐希のことを思い、明子が買い求めた。「ただいま」「おやすみ」家族がよく話しかける。

祐希との別れから五年。

「今でも、守ってくれていると思って頑張っています」

夫医師が企画した討論会で明子は、この世で生きることがなかったわが子を思い、泣き笑いの表情で一言だけ話した。おなかには今、もう一つの命が宿っている。

出生前診断を受け、産むのを諦める家族も多く診てきた夫医師は言う。

「お母さんたちが、ぎりぎりまで必死に考え抜いて出した結論なら、赤ちゃんはどんな答えでも受け入れてくれる」

五、みんな違っていい　検査受けない道選ぶ

出生前診断を受けるか悩みながらも、「子どもを選びたくない」と検査を受けない道を行く人もいる。特別支援学校の教員だった田中梨花（三五）が妊娠した時、その選択を後押ししたのは、かつて教え子だったダウン症の女性の笑顔だった。

✿教え子からの手紙

幼いころからピアノに親しんだ梨花は二〇〇七年、高校で音楽を教えたいと西日本のある県で採用試験を受け、合格した。赴任先は特別支援学校。障害に関する知識はほとんどなく、教員生活は戸惑いの中で始まった。

ダウン症の美樹を担任したのは赴任して二年目。授業を嫌がってはトイレにこもる頑固な美樹を何度も説得した。

「厳しい先生と思われていたかも」

でも、梨花が結婚を機に退職して上京する時、美樹は丁寧な字で「いつも大好きなのです」と手紙をくれた。その優しさがうれしかった。

一〇年に夫（三三）と東京で暮らし始めた梨花は、もし妊娠したら出生前診断を受けるつもりでいた。「それで障害が分かったら、正直、産むかどうか悩むと思っていた」

それには理由があった。

✿食卓囲み、触れあい

教員時代、梨花はある生徒の母親から「先生、聞いてくれるだけでいいから」と何度も相談を受けた。子どもの障害を周囲に理解してもらえず、親戚からも地域からも孤立していた。

梨花は「現実を知っていたからこそ、悩まざるを得なかった」と打ち明ける。

一一年三月に妊娠が分かった時、梨花の頭に浮かんだのは、東京の自宅に一度、遊びに来てくれた美樹のことだ。訪問は美樹の希望だったが、梨花も、夫にダウン症について知っておいてほしいと思っていた。

障害がある子が生まれる可能性は誰にでもある。自分たちも無関係ではいられない。そんな気持ちだった。

三人で食卓を囲んだ。

初対面の夫を前に照れ笑いを浮かべ、前日に行った東京ディズニーシーのことを楽しそうに話す美樹。それまでダウン症に関する知識がなく、どう接していいか不安だったという夫は会話を楽しみ、後で「面白い子だね」と感想を口にした。

✽それぞれに個性

「出生前診断を受けるか迷っている」と相談した梨花に、夫は「梨花が決めていいよ。もし障害がある子が生まれても受け入れる」と言った。

梨花自身、最終的には「どんな結果が待っていても命を大切にしたい」との思いで、検査は受けなかった。

「みんな違っていい。それぞれ個性がある」

美樹が教えてくれたことだ。

いつか再び教壇に立ち、障害のある子たちと関わりたいという梨花。元気に成長し、一歳半になった息子にも将来、障害を理解し、思いやりのある人間になってほしいと考えている。

六、「命の選択」ではなくて育児通じ変わる思い

この連載の最初に登場した、ダウン症の赤ちゃんを育てる夫婦はその後、どうしているだろう。取材した記者が近況を電話で尋ねると、病院で開かれる育児教室に近く参加するという。記者も会場に足を運んだ。

✽共通の話題で盛り上がり

井上誠（四三）と妻の陽子（四一）が、長女の小美津を連れて行ったのは、三重県の自宅から車で一時間強の奈良県にある病院だ。

絵本を読む女の子、マラカスを振って楽しむ子、ボールを投げ合う親子……。病院二階のマットが敷かれた部屋に子どもや父母、小児科医、理学療法士らが集まると人いきれがした。

二〇一二年十二月生まれの小美津が最年少だ。

子ども同士が仲良くなれば、親同士の会話も進む。まだ自分で立つことのできない小美津は、マットの上に横たわるしかない。井上夫婦はしばらく溶け込めないでいたが、生後六カ月の子と来た家族と顔を合わせると、ミルクの飲み具合の話で盛り上がった。

運動や言葉の発達具合を医師らが観察し、一人ひとりに合った対応を父母と話し合う。理学療法士は井上夫婦と小美津のおなかを触りながら「腹筋が弱く便秘になりやすい。おなかのマッサージはすごく大事」と伝えた。

二時間の教室が終わり、閑散とした病院ロビーで夫婦は感想を話す。

「ダウン症の子がどう育っていくか見られて、気持ちが落ち着いた」

「二、三歳ぐらいの子の様子を見て、うちの子も成長が遅れていくのかなと実感した。これから大変なんでしょうね」

今はダウン症だからどうということより、ミルクを飲む量が少ないのが気掛かりだという陽子。どうやって飲ませるか考えるだけで一日が終わっていく。

✿判断材料提供する専門機関を

「ねえ、どう思う？　ずっと聞きたかったんや」

二人目の子がおなかに宿ったら、母親から採血するだけで結果が出る新しい出生前診断を受けるかどうか。井上は陽子に尋ねた。

「どうやろねえ」

ベビーカーでうとうとしている小美津に哺乳瓶でミルクを飲ませていた陽子は少し間を置き、記者に向かって語り始めた。

「どう成長するのか専門的な説明をしてほしい。新検査の導入に加えて説明があればいいと思う。ダウン症だから命の選択をするというのではなくて……」

妊娠三十週で羊水検査の結果が出た自分たちは、産む以外になかった。もっと早く分かっていたら、小美津は生まれなかったかもしれない。

けれど実際に子育てをしてみて、今は中絶しない選択もあり得ると思い始めている。

「出生前診断を受けた人を支え、判断材料を提供する専門機関があればと思う」

育児が始まってからも、福祉に関する必要な情報を手に入れるには苦労の連続だ。

「この育児教室もたまたまブログでつながった人に教えてもらった。正直、今も探り探りです」

第二章　支援編

一、紙一重の選択

子の障害、受容を支援

出生前診断が命の選別につながるのを防ぐには、障害がある子どもや家族へのサポートが不可欠だ。子どもの誕生前から家族に寄り添う医療現場の取り組みを通じ、支援のありようを考えたい。

＊　＊　＊

ガラス越しに薄日が差し込むロビーは、診察を待つ妊婦でいっぱいだった。年間約千五百件の出産を扱う北九州市八幡西区のエンゼル病院。

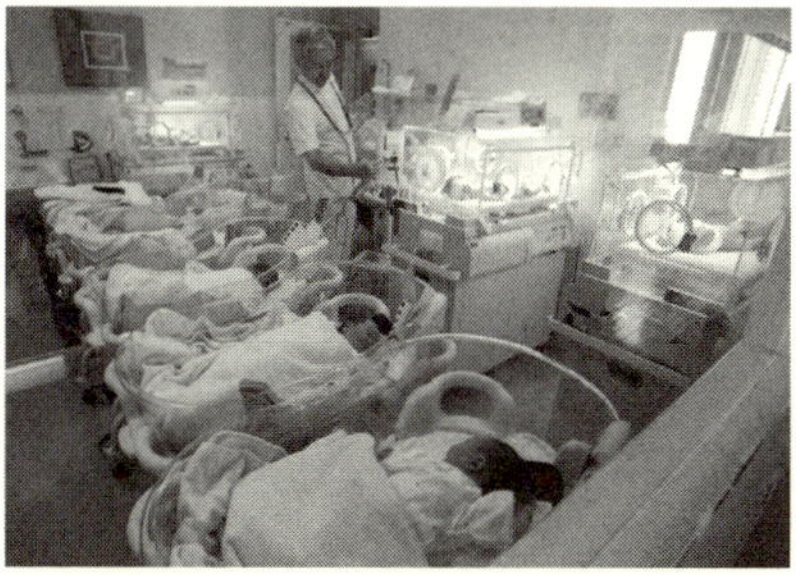

新生児室の赤ちゃん＝北九州市八幡西区のエンゼル病院

記者が取材で訪れたことを告げると、カウンセリングルームと掲示された一室に案内された。ここは胎児に病気や障害が見つかった時、妊婦らが説明を受けるための部屋だ。

院長の坂井和裕（五五）が話し始めた。

「以前、羊水検査を受けることになった妊婦さんがこんなことを言ったんです。『本当は何も知らないのが一番いいんだけど、検査のことを知ったら受けないと不安になる。やっぱり受けなきゃいけないのかな』って」

おなかに針を刺して羊水を採取する羊水検査は、わずかだが流産リスクがある。それでも、何かに追い立てられるように出生前診断を希望する妊婦たち。高度な不妊治療を受けて子どもを産む女性が増える中、「『パーフェクトな赤ちゃんがほしい』という願望が強まっている」と指摘する専門家もいる。

✿愛情持てず

坂井の話は続く。もう十年近く前のことだが、他の医療機関で胎児に口唇口蓋裂《こうしんこうがいれつ》が見つかった女性が「おろしてほしい」と中絶を希望した。妊婦の支援体制があるエンゼル病院に紹介があり、夫や女性の実母らも交えて話し合いが持たれた。

口唇口蓋裂は、唇や上顎の形成が不十分な生まれつきの病気だ。成長に応じて修復手術や言語訓練などを受ければ、健常な人と変わらない生活を送ることができる。

女性は悩んだ末、産むことを決めたが、出産後、赤ちゃんに愛情を感じることができない状態が続いた。

わが子を受容できるようにと二カ月以上も入院してもらい、病院側は模索を続けた。

「受け持ちの助産師が『赤ちゃん、ちょっと見てみようか』『触ってみない?』と働きかけをしたんですが、なかなかうまくいかなくて」

坂井の隣で、看護師と助産師の責任者である総師長の山田薫(五六)が振り返る。

✿憧れ

女性は赤ちゃんを置いて病室から姿を消したこともあった。すぐに見つかり戻ってきたが、時折「死にたい」と口にした。それでも、徐々に変化が現れた。

「あ、飲めた」哺乳瓶でミルクをうまく飲ませることができると声が弾んだ。やがて毎日飲ませるようになり、一緒にいる時間も長くなった。

「女性にはもともと『赤ちゃんはきれいに生まれてくるもの』っていう憧れがあったみたい。どうなるかと思ったけど、今はその子も小学生になって、ねえ」

山田が目を細める。時間はかかっても、誰かがそばにいて、接し続けることが大事だと感じている。

「中絶か、産むかの選択は紙一重。障害がある子を家族が受け入れられるよう、妊娠中も、生まれてからも支える取り組みが必要だ」

そう話す坂井が、いつでも駆け付けてくれる助っ人として頼りにする人物がいる。北九州市立総合療育センターの歯科医師、武田康男（六二）だ。口唇口蓋裂を中心に約三十年前から地域の病院と連携し、家族への受容支援の活動を続けてきたという。

武田の活動に密着するとともに、これまで支援を受けた家族にも話を聞くことができた。

二、自分たちの苦労、娘も　親心「唇買ってやりたい」

武田は勤務先の療育センターで歯科診療を終えると、夕方、車を飛ばした。行き先は北九州市内の病院。前日に生まれた赤ちゃんと、両親に会う予定があった。

赤ちゃんには上顎の形成が不十分な口唇口蓋裂があった。

病院に着いた武田は、持参してきた「人工口蓋床」と呼ばれる器具を赤ちゃんの口に装着すると、その場で少しずつ削りながら形を調整し、完成させた。哺乳を助け、顎の発達を促す働きがあるという。

作業を終えると、両親を赤ちゃんのそばに呼んだ。まだ若い二人に、祝福の言葉とともに語りかける。

「これからが家族の出発です。一つひとつ、目の前のことを乗り越えていきましょう。この子のかわいいところ、頑張っているところをたくさん見てあげてください」

✿楽しいはずの食事、鬼の形相に

北九州市の菓子職人、伊藤栄紀（六六）と、妻美由紀（六〇）にとって、七年前に娘の妊娠がきっかけで出会った武田は忘れられない恩人だ。

伊藤夫婦の子育ては苦労の連続だった。

一九七六年生まれの娘には口唇口蓋裂があったが、修復のための医療技術は今と比べものにならず、社会の差別や偏見も強かった。

ショックを受けるからと産後一カ月も赤ちゃんに会わせてもらえなかった美由紀は、初めて対面した時の気持ちをこう話す。

「会うまで何も知らされてなくて、『なんで早く言わんかったんね』って。一番かわいい口元ですよ。おっぱいを吸う、生きるのに一番大事なところ。とにかくびっくりして、それからは無我夢中で……」

少し大きくなると、高名な医師に手術してもらおうと東京へ通った。手術には体力がいる。幼いわが子に、あれもこれもと無理にでも食べさせようとした。

「楽しいはずの食事が、娘にとってはちっとも楽しくない。見かねた主人が『もういいやないか、もういいやないか』って割って入って。私は鬼の形相でした」

どこへ行っても、娘には遠慮のない視線が浴びせられる。

小学校に上がると、うまく発音できず九九が覚えられない娘を、美由紀は物差しでたたいた。手術の痕を気にして、高校の入学式にはマスクを着けて出た娘。

「唇がお金で買えるもんなら、買ってやりたかったですよ」美由紀は親心からそんなことまで考えた。

その娘も成長し保育園の先生になった。結婚して両親を喜ばせ、初孫も生まれた。幸せが続くと思っていた時、娘のおなかに宿った二人目の子に同じ病気があると分かった。電話で聞く娘の声は泣いているようだった。

栄紀は、妻とともに不安な日々を過ごした。

「自分たちが味わった苦労を娘も繰り返すのか。そう思うと、ものすごく怖かった」

✿「おめでとう」と赤飯で祝福

娘が出産するのを一カ月後に控え、栄紀と美由紀は北九州市のエンゼル病院で、娘と一緒に出生前カウンセリングを受けるため武田と会った。二〇〇六年六月のことだ。

歯科医師として口唇口蓋裂を中心に、子どもの障害を家族が受容できるよう支援する活動に取り組む武田は、連携している病院から連絡を受け、出生前から関わることも少なくない。栄紀は、娘のおなかに宿った子に口唇口蓋裂があると知って以降、胸が張り裂けそうな気持ちでいた。娘自身が、この病気でつらい思いをしながら育ってきたからだ。

取り乱した様子の栄紀と美由紀。武田は二人の心を解きほぐそうと努めた。

赤ちゃんの病気や障害は誰の責任でもないこと。その子の人生を祝福してあげることの大切さ。修復手術のことも伝え「昔の苦労とは違うから心配しないで」「大丈夫ですよ」と繰り返した。

「先が見えない時に誰かがひと言かけてくれれば、どんなにつらいことでも乗り越えていける」と栄紀。美由紀もうなずく。

「私たちの時はそんな人、誰もおらんかった。娘は子どもを産んで、病院のみんなから『おめでとう』って言われて、私も赤飯を炊いて持っていったんですよ」

✽闘った痕、誇りに

武田はいつも「隠さない子育て」をしてほしいと説く。

病気や障害を隠していたら周囲の助けを得られない。口唇口蓋裂があっても絶望する必要はないし、一人ひとりが自分らしい人生を歩んでいける。手術の痕は残るが、それは「闘った痕」として誇りにしてほしい。

「命は子ども自身のものであるのはもちろんですが、家族の関係性の中で育まれる面もある。

おなかの中に命が息づいていることを伝え、生まれた時に子どもとの関係が壊れてしまわないよう、出生前から支援することはとても重要です」

三、暗闇の山、一歩ずつ 「最悪の事態」も覚悟

山口市に住む木村一枝（四四）＝仮名＝は二〇一三年一月、北九州市立総合療育センターに武田を訪ねた。

染色体異常の一つで、一般的には長期生存が難しいといわれる13トリソミーがある二歳の娘、歩子の離乳食のことで、以前から世話になっている武田に相談があったからだ。

もう一つの目的は、同じ13トリソミーの子を育てる女性に会って話をすること。

診察室前の廊下でその女性と顔を合わせ、一枝が歩子を抱いたまま「こんにちは」とおじぎをすると、歩子もにっこりとほほえんだ。

「いろいろとご心配ですよね」

一枝が気遣うと、女性はぽろり、と涙をこぼす。

「泣かないで」

心細そうに立つ相手の肩にそっと手を添え、一枝はその女性に以前の自分を重ねていた。

✽ふわふわとした幸福感、打ち砕かれ

一枝は一〇年、妊娠中に受けた超音波検査で胎児の心臓病を指摘され、羊水検査で染色体異常の13トリソミーと分かった。

「一歳までは生きられないと思ってください」医師の言葉は厳しいものだった。

「四十歳になる前にできなければ二人目は諦めるつもりだった。流産も三回経験していたし……」と一枝が振り返る。ちょうど四十歳で妊娠。五カ月に入った時、一枝は当時まだ四歳だった長男にきょうだいができると伝えた。後で羊水検査の結果を知り、言わなければよかったと悔やんだ。

生まれてすぐに心肺停止となる可能性もある。医師からそんな説明を受け、延命治療は施さないとの同意書にサインした。

「物事がどんどん先へ進んで、私も流されていく。気持ちだけが置いていかれる感じがした」

妊娠が分かってから胸の内にあった、ふわふわとした幸福感は打ち砕かれた。事情を知らない職場の同僚には笑顔を見せ、心の中で泣いた。

✽今できることを

一枝とともに告知を受けた夫の貴之（四六）＝仮名＝は「赤ちゃんが家に帰れるよう、準備だ

けはしておこう」と動いた。一枝の実家に移り住むことに決め、廊下やトイレ、浴室をリフォームした。

「せめて歩けるようになるまで一緒に生きてほしい」との願いを込め、歩子という名前を考えたのも彼だ。

「妻が動揺していたので、自分がどんと構えていないと駄目かなと。本当は崩れそうなのに、平気なふりをしていたところはあったと思う」

介護関係の仕事をしている貴之は、障害児を育てる知人から「先のことは考えず、今できることをしっかり考えて」と言われ、勇気づけられた。

✽氷の塊を抱え、もがきながら

一〇年五月十三日、予定日より一カ月早く出産。

「今日がお別れの日」そう思い込んでいた一枝は、産声を聞き「神様が最後のプレゼントをくれた」と思ったが、赤ちゃんは医師も驚くほど状態が良く、一枝に添い寝してもらった後、新生児集中治療室（ＮＩＣＵ）に入った。

「生まれるまでは不安ばかりだったけど、産んだら『かわいいなあ』って思えた」

心配が尽きることはない。いつ急変するのか。来年の今日を迎えられるのか。一年に及んだ歩子の入院中、一枝はいつも最悪の事態を覚悟していた。

「恐怖という氷の塊を抱え、もがきながら、少しずつ現実を受け止めていく日々でした」

それは今も同じだが、一つ、変わったことがある。

「越えられないと思った暗闇の山を一歩一歩、ゆっくり登ってきた。山は今もそこにあるけど、暗闇のイメージではなくなった気がする」

ある出会いがそのきっかけになった。

✽医療者では越えられない壁

歩子の容体が落ち着き、退院のめどがついた一一年五月。娘の一歳の誕生日を前に、一枝は、自宅でちゃんと娘の世話ができるだろうかと戸惑っていた。

これから始まる生活が見通せず、不安にさいなまれた。そんな時、歩子と同じ13トリソミーがある子を育てる母親が、一枝に会いに来てくれた。

子どもの障害を受け入れられるよう家族を支援する武田の紹介だ。

歩子には上顎の形成が不十分な口唇口蓋裂があり、知人を通じて武田の存在を知った一枝は、以前からメールなどで相談に乗ってもらっていた。

三十年近く家族支援に取り組みながら「どうしても医療従事者では越えられない部分がある」という武田は、親同士の支え合いの大切さを訴える。

歩子はそのころ、哺乳瓶のミルクから離乳食に移りつつあった。発作が起きると無呼吸状態になることもあり、緊急時の対応が必要だ。

退院後の日常を想像できずにいた一枝に、自宅で子どもと暮らすその母親は、日々の暮らしぶりを丁寧に教えてくれた。

食事のこと、外出のこと、寝る時のこと。

一緒に来た男の子は元気な様子だった。

体調が悪い時以外は普通に生活していると聞き、一枝は「歩子にもできるだけ、いろんな体験をさせてあげながら生活したい」と感じた。

✿目の前の幸せをつないで

「もし知り合っていなかったら、リスクを少しでも避けようと自宅でひっそり暮らしていたと思う」と一枝。公園への散歩やお宮参り、夏の海水浴と「毎日が忙しく、くよくよ悩んでいる時間がなくなった」とも話した。

心の底に封印した思いが消えたわけではない。

「なぜうちの子が」

「どうして元気に産んであげられなかったんだろう」

答えのない問いや割り切れなさ、怒り。それでも歩子との楽しい経験が積み重なるにつれ、前向きな気持ちになれた。

自分が体で感じたことだからこそ、誰かに伝えることができる。

そんな思いで一枝は一三年一月、武田が勤務する療育センターで歩子とともに、13トリソミーの子どもがいる他の母親と会った。

以前の自分を見ているような気がして、その苦しみが手に取るように分かった。時間はかかっても、少しずつ外の世界とつながっていってほしいと思う。

もし出生前診断の時期がもっと早く、中絶も選択できるころだったら「私は産む勇気を持てただろうか」と一枝は自問する。

産んでみて、初めて分かったことがある。

「毎日たくさん歩子の笑顔に会える。目の前の幸せをつなぎ合わせながら、生きていきたい」

第三章　読者からの手紙

一、命の輝き、育てて実感
「この子が生きがい」

出生前診断で胎児の病気や障害が分かり、命をめぐる重い選択に直面した夫婦を記事で取り上げてきた取材班には、手紙やメール、ファクスで多くの感想が寄せられた。連載を進める前に、ここでいったん、読者の思いを紹介しよう。

✽夫婦で選択を

十六歳から十三歳まで三人の子どもがいるという岐阜市の主婦（四三）は「産むか、産まないかで悩むお母さんの気持ちはとてもよく分かります」とメールに書いた。

「出生前診断を受けてどちらの選択をするにしても、大変なことと思います。ただでさえ（子どもを）育てるのは大変なのですから。けれど、それ（おなかの命）を断ち切ってしまうのは……

産むのも親のエゴ、産まないのも親のエゴという思いになり、つらいでしょう」と続け、こう結んだ。

「出生前診断には賛否両論があり、さらに診断後の選択にもいろいろな意見がありますが、周りに流されることなく、お父さんとお母さんの二人で決めてほしいです」

鳥取県の女性（五四）は、重度障害がある娘（二七）の生活ぶりを「自分でごはんも食べられません。トイレにも行けません。服も着られません。全部やってやらなければいけません」と説明。

「この子はすごいこだわりがあり、いらいらすると手をかんでしまいます。手のひらはかんだ痕でいっぱいです」としながら「でも本当にかわいい子ですよ。つらいこともいろいろありましたが、今ではこの子が私の生きがいです」と書く。

✿意味あっておなかに宿る命

おなかの子が、長く生きるのが難しいといわれる染色体異常の18トリソミーだと妊娠後期に知らされた山梨県の女性（四二）は「産む前、私の心はどろどろでした。生まれた後の生活が想像できなかったし、周りの反応が怖かったからです」と吐露する。産んでから、気持ちが大きく変わった。

「私が知らなかっただけで、医療や福祉のサポートはいろいろあるし、周りの反応とかは気にならなくなりました。この子を育てる前は『私には無理』って思っていましたが、いつの間にか、育てる気満々でいました」

子どもと過ごせた時間は限られていた。

「早いお別れは悲しいことですが、私たち家族は幸せでした。赤ちゃんは意味があっておなかに宿ると思います。産むのを諦めてしまうのはとても残念なことだし、できるならその『意味』に付き合ってほしいと思います」

✽悲鳴のような文面

取材班の記者たちをたじろがせたファクスもあった。

「連載をすぐにやめてください！」

殴り書きのような荒々しい文字でそう書かれていた。

「障害がある人、子どもの家族からすれば、世の中にとっていらない人、子どもと言われている気持ちになり、つらくて仕方ないですよ！」

全部で十二行。悲鳴のような文面が気になった。

発信元として女性の名前があるが、連絡先は書かれていない。どんな人が送ってきたのか……。

✽一人では生きていけない

同じ人から、あらためて感想が届いたのは二日後だった。

前回の荒々しい文字とは異なり、落ち着いた筆致で自分にも障害がある子どもがいると明かし、こう続けている。

「出生前検査については、赤ちゃんが健康に生まれてくるのか心配し、祈るような気持ちを考えたら理解できることもあります。息子を授かってから、いろいろな障害がある子どもたち、成人になった方たち、親たち、支えてくれる人たちとの出会いがありました。その経験が私の支えになり、日々の力になっています」

記事のどんなところに拒否感を持ったのか。送られてきたファクスにはメールアドレスも記されていたが、文字の上半分が切れてしまって連絡がつかないため、文面から推測するしかない。

「健常者の方たちには特に複雑な感情はないかもしれません。でも私たちにとっては、まるで、障害のある人を差別しているとしか思えない表現もあります」

記事に差別の意図は毛頭ない。だが、おなかの子の障害を告げられてショックを受け、中絶するか悩む夫婦の心情を描写したくだりが、そう受け止められたのかもしれない。

ファクスにはこんなことも書かれていた。

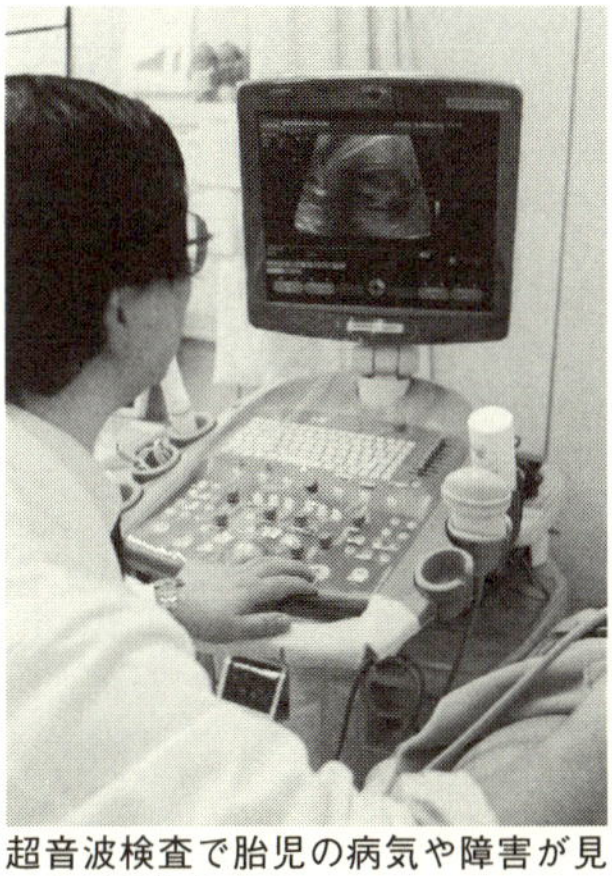
超音波検査で胎児の病気や障害が見つかることもある

「出生前検査をする前に、障害のある方たちの立場、家族の立場になって、安心して暮らせる社会をつくるべきだと思います。人は皆、一人では生きていけません。それを考えて記事を作ってください」

✻偏見のない世の中に

便箋三枚に黒のボールペンで一文字一文字、丁寧に書かれた手紙をくれたのは、半年ほど前に次男を出産したという岐阜県の女性だ。

「連載に登場した方たちのことが人ごとのように思えません」と記し、妊娠中の気持ちをつづった。

「四十歳での出産にとても不安を感じましたが、(赤ちゃんが)できたと分かった時はとてもうれしかった。出生前診断のことは知っていて、受けるかどうかは自分の中ではっきり決めていませんでした。仕事で忙しかったこともあります」

その後に「母からも(検査を)受けなくてよいかと言われたこともあり医師に相談したところ、診断できる週数を過ぎていて、受けることができないと言われました」

生まれてきた次男は健常だった。

「ダウン症で生まれてきたとしても、精いっぱいの愛情を持って育てる覚悟でいました。でも、もし出生前診断を受けていて、障害の可能性が高いと言われていたら……自分ならどうしていただろうと思わずにはいられません」

そして、最後にこう訴えた。

「障害のある子が温かく理解され、偏見や差別なく成長できる世の中になってほしい」

二、「向き合えるのか」
自閉症の息子育てる母

「出生前診断を受ける人の気持ちはすごく分かるけど、産んでから何年かたたないと分からない障害もある。染色体異常がなくて良かったと思って産んだのに、『話が違う』となったとき、その子と向き合えるのかって思いますよね」

取材班にメールをくれた読者の一人、鳥取県の女性（四六）に記者が会った。四時間の取材の冒頭、女性はこう切り出した。次男（一二）は自閉症で、重い知的障害があるという。

✿七針縫うけが

次男の行動に、医師が「気になる」と言ったのは乳幼児健診の時。机の上に乗っては下りることを繰り返し、医師の呼び掛けに反応しなかった。

それから一年の間、県の福祉センターや知的障害児通園施設に通う次男の様子を専門家が観察。二歳八カ月を過ぎた二〇〇三年六月、広汎性発達障害と診断された。

「診断が出るまでは、私たちはどうなっちゃうのかとつらかった」

それからは通園施設への正式な入園の準備に奔走。知的障害の程度を確定させたり、発達具合の検査をしたり……。三歳四カ月で言語理解は生後七カ月程度だった。

日常生活では、走ることはできるのに危険を認識できないため、外出時は道路に飛び出さないようつないだ手を離せない。アパート二階の自宅にいても目を離せなかった。

四歳になる直前、外で遊んでいた長男（一四）のほうへ行こうとしてベランダから落ち、足を七針縫った。

✽共に生きる

一三年春、次男は特別支援学校中学部に進み、平仮名を練習中。周りの子どもや保護者の中には、通園施設の時からずっと一緒の人もいる。

「私たちは、障害があることが当たり前の世界にいる。大変なのは一歩外に出た時、それを『おかしなこと』として見る他人の目なんです」

少子化対策として子ども手当（児童手当）が支給される一方、障害がある子のための特別児童扶養手当は少しずつ削られていく。〇六年四月の障害者自立支援法施行を受け、通園施設の給食費が一気に二倍以上に引き上げられそうになった時は保護者の一人として署名活動などに参加し、地元自治体から助成を引き出した。

「『健常な子を増やせということ?』って社会に問いたい」

連載記事を読んだのはPTA総会の直後。学校に通う子たちの顔が浮かんだという。

この女性からのメールには、こうつづられていた。

「共に生きていくことを嫌っている社会だから、障害児を持ちたくないという行為に走らせていると思います」

喫茶店で話を聞いた後、女性は学校から帰ってくる次男を迎えに行った。午後三時半すぎ。自宅近くのバス停にスクールバスが着くと、降りてきた次男が道路に飛び出さないよう、すかさず手をつないだ。

三、妊婦に強い不安感
障害排除、やがて自分も

妊婦の血液を用い、ダウン症など胎児の染色体異常の有無を高精度に判別する新たな検査は今のところ実施施設が一部の大学病院などに限られているものの、採血だけという簡便さから、将来は障害の発見を目的に不特定多数の妊婦が受ける「マス・スクリーニング」につながりかねず、命の選別への懸念がつきまとう。

私たちは、出生前診断にどう向き合えばいいのか。

臨床遺伝専門医として遺伝カウンセリングに関わる聖路加国際病院（東京都中央区）の遺伝診療部長、山中美智子*医師に聞いた。

＊　＊　＊

出生前診断を受けたいという妊婦さんへの遺伝カウンセリングで感じるのは、「子どもに障害があったらどうしよう」という強い不安感です。親に勧められたり、新聞で新しい検査のことを知ったりして、まるで追い立てられるようにして不安の渦中に陥っている。

聖路加国際病院では、ＮＩＰＴと呼ばれる新型のものをはじめ、出生前診断の相談を受けていますが、検査で分かることや、検査後の選択肢などの説明を聞いた上で、検査をやめる人もいます。一方、「障害がある子どもは育てられない」と最初から受けることを決めている人もいます。

親の介護が必要だったり、子育てに家族の支援を得るのが難しかったりとさまざまな事情があり、検査の結果次第では、妊娠を諦めざるを得ない場合もある。揺れる気持ちに寄り添い、選択のプロセス（過程）をサポートするのが遺伝カウンセリングです。

最近は技術的に高度な不妊治療を受けて妊娠する人が増え、命は授かるものというより、自分の意思に基づき「人の手でつくられるもの」という生命観が生まれつつあるように感じる。そのためか「できることは全部やって、パーフェクトな赤ちゃんがほしい」との考え方が広がっているように思います。

現在の出生前診断で見つけられるのは一部の染色体異常などで、胎児の病気や障害がすべて分かるわけではない。「検査で大丈夫だったから産む」という人は、検査で分からなかった予期しない障害があった場合、その子をどうやって受け入れ、育てるのか心配です。

人には誰しも少しずつ違いがあり、「健常」と「障害」はものごとの程度の差でしかない。完全に健常な人などというのは存在しないのです。

将来、出生前診断の技術がもっと進歩すれば、遺伝子が関係する多くの病気も分かるようになるでしょう。ＳＦ映画の世界が現実になる。「少しでも病気や障害がある子どもは受け入れられない」という考え方は、やがては親である自分の存在をも否定し、排除することにつながるのではないでしょうか。

＊やまなか・みちこ………聖路加国際病院女性総合診療部医長、遺伝診療部長。横浜市立大学附属病院、神奈川県立こども医療センターなどを経て現職。編著に『赤ちゃんに先天異常が見つかった女性への看護』など。

第四章　課題編

一、アムステルダムの衝撃
新検査、日本への導入前夜

二〇一〇年七月、オランダ・アムステルダムで開かれた国際学会に出席した宮城県立こども病院産科部長の室月淳（五二）は、会場の話題をさらったその技術に息をのんだ。後に日本で新出生前診断と呼ばれる、新しい検査法に関する研究発表ポスターがいくつも並ぶ会場で、米国の検査会社シーケノムの関係者は明言した。

「来年から米国で商業ベースの事業を始める。その後、日本を含む各地に広げていく」

✽周回遅れどころか二周遅れ

新検査は最新の遺伝情報解析技術を活用し、妊婦の血液を用いて胎児にダウン症など特定の染色体異常の疑いがあるかどうか調べるもので、高精度に結果が出る。染色体異常が疑われる「陽性」の場合、確定診断には流産リスクがある羊水検査が必要だが、疑いなしを示す「陰性」なら羊水検査を避けられる。

「日本は周回遅れどころか二周遅れだ」と室月は痛感した。学術誌などで新検査に関わる技術自体は知っていたが、これほど早く実用化されるとは考えていなかった。

✽商業ベースで「ふるい分け」懸念

「国内に導入されれば大混乱が起きるのではないか」

そうした危機感から遺伝学に詳しい産婦人科医らは検査実施のあり方を模索するため研究グループをつくり、定期的に集まるようになった。その顔ぶれには室月らアムステルダムの学会の参加者が多く含まれていた。

彼らが憂慮したのは、新検査のマス・スクリーニング化だ。ルールが整備されないまま新検査が導入され、商業ベースで医療現場への売り込みがなされたらどうなるか。不特定多数の妊婦を対象に一律に実施され、障害がある胎児のふるい分けがなされれば、人工妊娠中絶という「命の選別」を推し進めることになる。

「今の社会は障害も個性の一つと認めている。だが、先天異常が見つかれば中絶が当然と考える医師もいる」と室月。研究グループは新検査の導入を、出生前診断に精通した臨床遺伝専門医や認定遺伝カウンセラーがいる施設に限定することを検討し、関係学会にもルール作りを働きかけた。

✿将来は人間の優劣まで……

日本産科婦人科学会は一三年春、新検査の実施指針を策定。臨床研究との位置づけで第三者機関が体制を審査し、認定した施設に限り新検査を導入するという仕組みを整備した。四月に新検査がスタートすると妊婦から申し込みが殺到。研究グループの集計では、六月までのわずか三カ月間で千五百人以上が新検査を受けた。

室月は社会的な議論が不十分なまま、胎児の遺伝情報を調べる技術が進むことに不安を感じる。

「近い将来、生まれる前に病気や障害の有無はおろか、どんな才能があるかなど人間の優劣まで分かる時代がやってくるかもしれない」

障害や病気を理由とする中絶の是非をどう考え、出生前診断の利用をどこまで認めるか。これ以上、議論を先延ばしにしてはならないというのが室月の考えだ。

＊　＊　＊

簡便かつ高精度の新検査の登場は、出生前診断の倫理的な問題をあらためて私たちに突きつけた。障害がある人の排除につながる可能性をはらんだ技術の行く末を案じ、さまざまな思いを抱く人々がいる。現場を歩き、課題を探った。

二、自分の気持ちが一番 レールに乗せられないで

聖路加国際病院遺伝診療部の看護師で認定遺伝カウンセラーの青木美紀子（三六）は、出生前診断を希望する夫婦に「妊娠を継続するかどうか」という選択につながるケースもあることを、必ず最初に説明する。

「胎児に染色体異常があると分かった時どうするか、あらかじめ夫婦でよく話し合ってもらいます」

検査結果が出てから、夫婦間で考え方に違いが出るような事態は避けたいからだ。

数多くの夫婦と向き合ってきた青木は、採血だけで受けられる新検査の登場を複雑な思いで受け止める。「こんなに簡単なんだから」と周囲から勧められ、妊婦を追い込む圧力にならないか。

「気がついたらレールに乗せられていた、なんて人が出てこなければいいんですが……」

✽神様に逆らおうとしている

日本海側の地方都市に住む佐藤泰子（四九）＝仮名＝は二人目の子を妊娠中、突然自宅を訪ね

てきた夫の母親から言われた。もう二十年以上前のことだ。

「検査を受けて、おなかの子に障害がないか調べて」

上の子にはダウン症がある。もし二人目もそうだったら、中絶してほしいというのだ。

かかっていた医師から「保険のつもりで受けますか」と羊水検査を紹介されていたが、泰子は「授かった命を育てよう」と思い、検査を受けるつもりはなかった。夫も同じ意見だった。

しかし、夫の両親の考えは違った。

「健常児を産むのが親の義務」「障害がある子どもを産むと、その子がかわいそうだ」と二人で泰子を説き伏せようとした。

実家の母に相談したが「あなたは嫁に出たのだから、そちらの両親の考えに従いなさい」と言われた。

子宮から羊水を採取する羊水検査は、わずかながら流産のリスクを伴う。泰子は「おなかの子の命を危険にさらすことはできない」と悩んだが、親たちの思いをむげにできず最後は折れた。

子どもが成長して、検査のことを知られたら「障害があっても産む気だったのか」と問われる

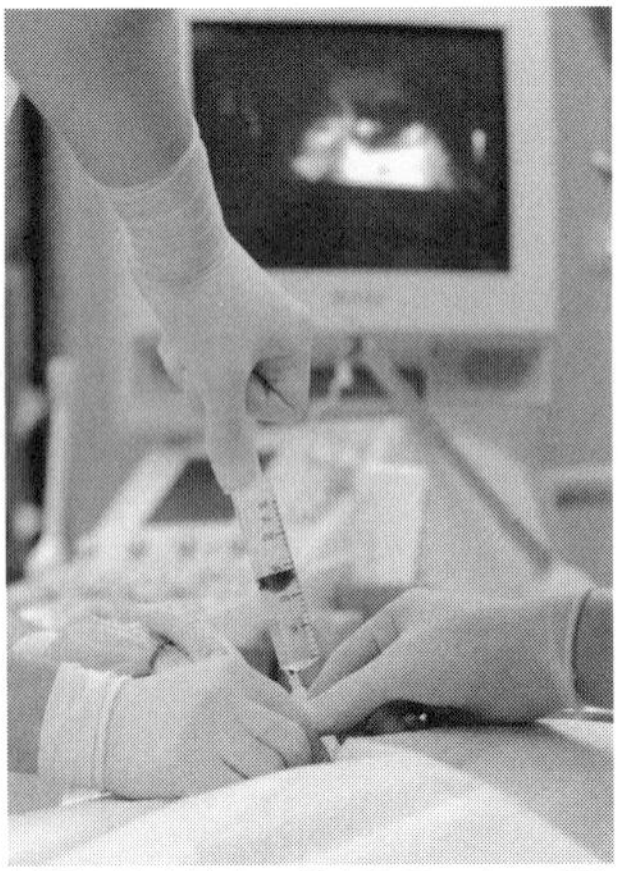

妊婦の羊水検査。超音波モニターで胎児の位置を確認しながら子宮の羊水を採取する

だろう。「産む気だった」と答えたら「じゃあ、なぜ受けたの」と質問を重ねられるかも。そんなことを心配した。

検査の際は、おなかに針が刺さる直前に「神様に逆らおうとしている」という気がして涙がこぼれた。

✽心の傷、貫いた沈黙

検査結果は異常なし。元気な男の子が生まれ、すくすくと育った。だが泰子の心の奥底には傷が残った。検査のことは子どもに伝えられず、沈黙を貫いてきた。

十年ほど前、普段は忘れていたはずの羊水検査の夢を見るようになった。「子どもをだましているのでは……」罪悪感が強まり、一時は精神科にも通った。

新出生前診断のことを新聞やテレビで知り、自分と同じ状況に追い込まれる人が増えるだろう、と泰子は気掛かりだ。

「母になる人も父になる人も、どうか自分たちの気持ちを一番に考えて決めてほしい」

苦しんだ自分の経験を振り返り、そう訴えた。

三、妊婦への周知に危うさ
もう一つの採血検査

新出生前診断と同様に、妊婦から採血するだけで結果が出るもう一つの検査がじわりと広がりを見せている。一九九〇年代に急速な拡大が問題となった母体血清マーカー検査だ。一度は実施件数の増加に歯止めがかかったものの、その後の浸透の背景には、医療現場での積極的な情報提供があるようだ。

✤全員にパンフレット配布

関東地方にある民間病院では、受診した妊婦全員に、出産費用の案内などとともに一枚のパンフレットが配られる。検査会社が作成したもので、母体血清マーカー検査の内容を詳細に紹介している。

「希望があれば、こういう検査も受けられるとお知らせしています。妊婦全員にパンフレットを配るのは院長の方針。あくまで情報提供であって、決して勧めているわけではないんですよ」

産科の医師は取材にそう説明した。

✽「みなさん、受けるんですか」

妊婦の血液に含まれるタンパク質を分析するマーカー検査では、胎児に特定の染色体異常がある確率が、例えば「三百分の一」「五十分の一」などと示される。結果をどう受け止めるかは妊婦次第だ。確定診断には子宮から羊水を採取して胎児細胞を調べる羊水検査が必要だが、わずかながら流産リスクがあるため、妊婦はマーカー検査の結果で羊水検査を受けるかどうか判断することになる。

この病院の医師によると、パンフレットを見て興味を持つ人は多い。

「他の妊婦さんがどうするかよく聞かれます。『みなさん、受けるんですか』って。ご夫婦でよく相談してくださいと答えます」

パンフレットとともに同意書も最初から配られ、サイン一つで検査を受けられる。場合によっては、中絶をめぐる葛藤に直面することになる出生前診断。その自覚がないまま、妊婦が気軽に受けてしまいかねない怖さがある。

✽検査推奨につながる情報提供

「医師が妊婦に本検査の情報を積極的に知らせる必要はなく、また、本検査を勧めるべきではない」

旧厚生省の専門委員会が九九年にまとめた見解は、十分な説明がなければ妊婦を不安な気持ちにさせるとして母体血清マーカー検査の広がりに警鐘を鳴らし、一定の歯止めをかけた。妊婦の選択を支える遺伝カウンセリング体制が、不十分だったことが背景にある。

国立成育医療研究センターの研究グループの調査によると、九八年に約二万一千七百件だった検査件数は見解を受け一時、一万五千件台に減少したが、その後、次第に増加。一二年は二万二千件超と過去最多となっている。

前述の病院だけでなく、検査の存在をホームページなどで紹介している医療機関はいくつもある。

こうした幅広い情報提供が、検査を受けるようあおることになっていないか。

専門委員会の委員を務めた臨床遺伝専門医の長谷川知子（六七）は危惧する。

「検査の存在を病院から知らされれば、妊婦さんが『勧められている』と受け取ってもおかしくない。良くないものを病院が知らせるはずはない、と誰しも考えるでしょう」

✤ある遺伝学者の発言

母体血清マーカー検査の急拡大が問題視された九〇年代末、旧厚生省の専門委員会でどんな議論がなされたのか。議事録をめくると、こんな発言が目に留まった。

「国の見解として（検査の情報を妊婦に）『知らせるべきではない』という表現を使うことは極めて危険。国家権力の介入とか、そういう忌まわしい感じが出てくる」

前年秋の初会合から五カ月が過ぎた九九年三月の会合。見解取りまとめに向け表現の調整が続けられていた。医療現場で十分な遺伝カウンセリング体制がないまま検査が行われ、妊婦が不安や混乱に陥るのをどう防ぐかが焦点だった。

発言者は委員の一人で熊本大名誉教授の松田一郎（八〇）。小児科医であり、遺伝学者でもある。現在は北海道旭川市にある障害者施設の医療顧問をしているという。

✿生命倫理の大原則

北海道で取材に応じた松田は、当時の議論をよく覚えていた。

「十分な説明に基づき、個人の選択に委ねる『インフォームド・チョイス』が生命倫理の大原則。こうした問題に国が介入するのは、できるだけ避けるべきだと思った」

松田が代表を務めた旧厚生省研究班は、マーカー検査の九七年の実施状況を調査。それによると、回答した八百七十三施設中、三百三十二施設が検査を実施していた。

年間百件以上の施設が二十九あり、検査件数全体の七十パーセント以上を担っていた。産科医が一人の施設で四百件以上という所もあり、カウンセリングにかける時間なども聞いた結果、検査前の説明が十分なされていない実態が浮かび上がった。

✿明かされた裏話

実施状況に問題があることを認識しながら、それでも松田は「妊婦に知らせるべきではない」といった禁止の意味合いがある文言を見解に盛り込むことには、違和感があったと振り返る。九九年六月の専門委員会の見解は、不特定多数の妊婦が一律に受けるマス・スクリーニング化の懸念を指摘し「医師は妊婦に本検査の情報を積極的に知らせる必要はなく、勧めるべきではない」との表現に落ち着いた。

「名前は出せないけど、当時、医療界の権威とも言うべき人から電話があった。『とんでもない結論を出してくれたね。検査の情報は知らせるべきだろう』って」

松田が明かした裏話は、十数年を経た現在の状況につながるかのようだ。

前回の記事で取り上げた、妊婦全員にマーカー検査のパンフレットを配布している病院に象徴されるように、九九年の見解はもはや空文化し、歯止めとしての機能は失われているように見える。

「『言ってくれたら検査したのに』という妊婦さんもいる。遺伝カウンセリング体制があることが前提だが、情報を必要とする人がいる以上、知らせたほうがいい」

ある大学病院の医師はこう語る。一方で、医療現場からはこんな声も聞こえてくる。

「もし検査の機会を提供しなかったら、後で訴訟を起こされるかもしれない」

四、超音波検査も入り口に　はねられる命、母の異議

「予約は三週間先までいっぱい。この地域の妊婦さんだけでなく、他府県からも来ている」

兵庫医大病院（兵庫県西宮市）は二〇一三年五月、新出生前診断を臨床研究として導入した。准教授の沢井英明（五三）が状況を明かす。

同病院では以前から出生前診療外来を設け、母体血清マーカー検査や羊水検査を希望する妊婦を対象に遺伝カウンセリングを実施してきた。新出生前診断導入を機に、それぞれの検査の特徴や手順、費用などを説明するインターネットサイトも開設した。

この病院の特徴は、胎児の発育を把握するため妊婦が一律に受ける超音波検査（エコー検査）についても、赤ちゃんの状態をどこまで知りたいか、あらかじめ文書で尋ねていることだ。

✿ほとんどの妊婦が「全て知りたい」

超音波検査で偶然、胎児の首の後ろにむくみが見つかり、その厚さによってダウン症などの染色体異常が疑われることがある。ただ、むくみがあっても健常で生まれてくる赤ちゃんも多く、染色体異常と直接結びつくものではない。

兵庫医大病院が妊婦に配布している文書では「はっきりしないものも全て知らせてほしい」「はっきりしないが、赤ちゃんの異常につながるかもしれない状態は知りたくない」などの選択肢が提示され、希望する対応を記入する。

「実際には『全て知りたい』という妊婦さんがほとんど」と沢井。文書を読んで、おなかの赤ちゃんと対面できる機会として身近な超音波検査が、出生前診断の入り口になり得ると知ってもらうことに意味があるという。

✽親の声、届けたい

京都市の佐々木和子（六四）は、ダウン症がある息子、元治（三〇）と暮らす。

わが子がまだ幼く、子育てに追われていたころ、他の親たちと交流する会をつくった。そこで出生前診断のことを知った。胎児のダウン症の有無を調べられる検査があると聞き、すぐにはピンと来なかった。

「おなかの子がダウン症と分かって、どないすんの？」

「中絶する人もおるんよ」

「えーっ、そうなんや」

うなずきながらも納得できなかった。

「ダウン症の子は生まれないほうがいいって、どういう発想なんやろう。そんなふうに命をはねてしまっていいはずがない」疑問が心の中でくすぶり続けた。

一九九〇年代後半、商業ベースで母体血清マーカー検査が推し進められようとしているのを知り、ダウン症がある子の親たちの声を国に届けようと百人以上にアンケートした。日々の子育ての喜びがつづられた回答用紙が山積みになった。

「子どもを産んで、抱いて、初めて分かることってあるでしょう？　私は検査のことを知らずに産んで本当によかった」

障害がある子はどうしても受け入れられないという人もいれば、障害のあるなしで子どもを選びたくないという人もいる。だが大部分はそのどちらでもなく、漠然とした不安から検査を受けようか迷っている。そんな人たちに「大丈夫だよって言ってあげたい」と佐々木。検査ありきの社会にしてはならないと強く思う。

第五章　英国編

一、一律検査「深く考えない」
ダウン症判明、九割が中絶の英国

二〇一二年春、三人目の子どもを妊娠していたケイト・ロバーツ（三三）は、ロンドン近郊の病院で担当助産師から、妊娠中に行われる各種検査の説明を受けた。風疹や肝炎などを調べる血液検査に、胎児の発育を確認する超音波検査。その中に、母親の血液を使って胎児のダウン症の確率を調べる母体血清マーカー検査も含まれていた。

「数ある検査の一つで、機械的に提供されているし、大部分の人が受けている。『受けない』という選択肢については深く考えなかった」とロバーツ。結果に異常はなく、生まれた男の子に障害はなかった。

✽全妊婦に検査機会

英国では一九八〇年代に母体血清マーカー検査が導入され、九〇年代に普及が進んだ。だが地域によって検査の有無や、受けられる検査の種類に違いがあり、不平等だとして標準化を求める意見が相次いだ。

二〇〇一年四月、当時の労働党政権は間近に控えた総選挙対策として、イングランド地方の全ての妊婦がダウン症の検査を受けられるようにする計画を発表。〇五年にほぼ達成した。

英国では出産を含め医療は原則無料で、日本では数万円を全額自己負担しなければならないマーカー検査も無料だ。ただ検査時にロバーツが助産師から受けたダウン症に関する説明は、短時間でごく簡単なものだった。

「『詳しくは小冊子を見てください』と言われたわ」

妊婦全員に配られる、検査や出産後の赤ちゃんの健康状態などについて説明した小冊子のことだ。

✽生活面の情報は少なく

ダウン症についての記述を探すと、次のように書かれている。

「個人差があるが知的障害を伴う。仕事をして自立した生活を送る人もいるが、多くの人は長期間、支援を必要とする」

「心臓疾患や聴力、視力の低下などの合併症がある。多くの疾患は治療でき、健康な人もいる」

「大半の人の寿命は五十歳ほどだが、七十歳以上まで生きる人もいる。通常よりも早くアルツハイマー病にかかる可能性がある」

障害や疾患の説明が中心で、ダウン症の人が実際にどんな生活を送っているかといった情報は少ない。この説明を読んだ上で、それでも産む人はどれだけいるのか。

政府から委託を受けた研究機関の統計によると、羊水検査などで確定診断を受けた人の約九割が中絶を選んでいるが、こうしたデータは一般的にはあまり知られていない。ロバーツも、記者がこの事実を告げると驚きの表情を見せた。

「でも、検査はあったほうがいい」と彼女は言う。

「産むか産まないかは個人、個人が決めること。産むとしても事前に分かっていたほうが準備できるし、できるだけ多くの情報が与えられるべきだと思う」

ロバーツの意見は、取材で出会った多くの英国人の声を代表していた。

＊　＊　＊

英国では一部地域を除き、母体血清マーカーと超音波の組み合わせによる検査の機会が、公的医療の中で妊婦に一律に提供されている。既に社会的に定着し、胎児の命に関する倫理的な議論はほとんどみられない。出生前診断をめぐる現地の実情をリポートする。

二、悩む妊婦に精神的サポート
慈善団体、医療職の研修も

おしゃれな店が並び、若者に人気のロンドン東部エンゼル地区。大通りに面した住宅風の建物の一角に、出生前診断で胎児の障害を告げられた妊婦を精神的にサポートする団体の活動拠点がある。

「出生前診断の結果と選択」を表す単語の頭文字から名付けられた慈善団体ＡＲＣ。

「こうした活動では唯一の全国的な機関」と聞いて訪ねた事務所は、思ったより、こぢんまりとしていた。

✿決断に寄り添う

「スタッフは六人だけ。あとは五十人のボランティアで年間約七千件の相談に乗っています」と代表のジェーン・フィッシャー（四九）が言う。

「妊娠中の検査で障害の可能性を伝えられたが、羊水検査を受けるべきかどうか」

「中絶を選んだが、よかったのだろうか」

一九八八年の設立以来、こうした女性の悩みに向き合ってきた。

「私たちは『こうするべきだ』ということは言わない。『あなたはどうしたいのか』『あなたにとって重要なことは何か』と問いかける。そして、その決断に寄り添う」

フィッシャーはARCの大原則をそう説く。

ただ、英国では年間約八十万人が妊娠し、三万人余りが妊娠中の検査で胎児に障害がある可能性を告げられている。ARCに相談を寄せる妊婦はその二割強にとどまる。

活動資金は寄付金などで賄っており、政府からの補助金はゼロ。公的機関が同様の相談事業を行っているわけでもなく、妊婦への支援体制は十分とは言い難い。

だが、フィッシャーは政府が同様の事業を行うことには懐疑的だ。

「妊婦が私たちを信頼して相談に来るのは、私たちが政治や宗教から独立しているから。政府がやってもうまくいかないと思う」と指摘する。

✿財源の制約

妊婦への支援とともに、ARCが力を入れるのが助産師や看護師らへの研修だ。

「話はゆっくり、分かりやすく」「あなた自身の共感も伝えてください」

二〇一三年五月にARCが開いた研修会。職員のシェリル・ティザリー（三二）の話に、集まった助産師ら十七人が聞き入っていた。

検査結果をめぐり医療職の心ない言葉に傷つく妊婦がいる一方、どう伝えるべきか、医療職も悩んでいる。妊婦への適切な接し方を伝授するのが研修の目的だ。

「対応が難しいケースが最近あって、患者の視点を学びたいと思っていた。さまざまな妊婦の声が紹介され、とても有意義だった」と、参加した女性の遺伝カウンセラー（三二）。

ティザリーは「病院でケアを受けている間はいいが、中絶して退院した後、孤独感を感じる女性が多い。助産師らが訪問する体制をつくるべきだが、政府は財源の制約でできていない」と指摘した。

三、「障害者差別とは別」中絶選んだ女性、つらさも

出生前診断で胎児がダウン症と判明した妊婦の約九割が中絶を選んでいる英国。法律で中絶が認められる期間は日本の妊娠二十二週未満に対し、英国では二十四週未満。さらに、重度の障害が分かった場合は週数にかかわらず中絶が許されている。

一年間に生まれる赤ちゃんの数は日本の八割程度だが、中絶件数は年間約二十万件（二〇一一年）で同水準。生殖に関する女性の権利が重視され、中絶に対する抵抗感は総じて日本よりも低い。

とはいえ、中絶にためらいや罪悪感はないのか。適切な支援を受けられているのか。記者は答

えを求めて、中絶を選んだ女性に会った。

✿決めるのは私

「産むか産まないか、夫と夜中まで話し合ったわ。中絶したときは（赤ちゃんが出てくるまで）陣痛が十三時間続いた。赤ちゃんが死んでいるのに、『私は大丈夫』と言わなきゃいけないのは、とてもつらかった」

ロンドン郊外に住むサラ・ホブリー（三六）は、一二年四月の決断を思い出すと、今でも涙がこぼれる。

現在二歳の長男に続く二人目の赤ちゃんは、女の子だった。

妊娠二十一週の超音波検査で心臓に異常が見つかり、羊水検査の結果、22番染色体の異常で複数の疾患や知的障害を伴うことが多いディジョージ症候群と判明。妊娠二十六週での中絶だった。

「医師や助産師はとても丁寧に説明してくれて、決断を誘導されるようなことはなかった」

日本で必要性が指摘される検査前のカウンセリングは英国では通常、提供されていないが、ホブリーは自分にとって「必要ない」と感じるという。

「事前にいろんなリスクを説明されたら、誰も子どもを産みたいと思わなくなるんじゃないかしら。それに、産むかどうかを決めるのはあくまで私で、それを支援するなんてできないと思う。本当に精神的な支援が必要なのは、中絶の後」

✿個人的な問題

ホブリーは胎児に障害が見つかった妊婦を支援する慈善団体ＡＲＣのことを助産師から聞いた。中絶の約二週間後に連絡を取り、約五カ月間にわたって支援を受けた。

「ＡＲＣの登録制ネット掲示板で同じような経験をした女性たちと話ができ、『私だけじゃないんだ』と感じた。今は、貴重な経験だったと思える」と自らに言い聞かせるように話す。

障害を理由に中絶することは障害者差別につながらないか——。きつい質問だがあえて聞くと、こう答えた。

「病気で苦しんで、しかも長く生きられないかもしれない娘の人生を想像し、経済的な状況や長男の人生のことも考えると、産めなかった。これはあくまで個人的な問題であって、障害者の人権を否定することとは別だと思う」

四、本来なら生まれた命まで情報、正しく伝えて

「母体血清マーカー検査は受けない」と告げると、医師や助産師ら三人が入れ代わり立ち代わり受けるよう勧めてきた。出産後も、悲観的な見通しばかり示された。

十七年前、ダウン症の長男オリバーを産んだウェンディ・オキャロル（五二）は「今も状況はあまり変わっていない。障害があると分かると中絶を前提に話を進められた、という経験談をよく聞くわ」とため息をつく。

英国では胎児のダウン症の確率を調べるマーカー検査が無料で受けられるが、受けずに済ます妊婦が二、三割いるとされる。英南西部の町でダウン症がある人の支援団体代表を務めるオキャロルも、その一人だった。

✽どう育っていくか知らない医療者

「検査を受けなかったのは、あるがままを受け入れようと思ったから。でも、障害のある子が生まれるとは思ってもいなかったから、ダウン症と分かったときは目の前が真っ暗になったわ」とオキャロル。

「著しく筋力が弱いので、スポーツは無理」「まともに話すこともできないでしょう」

オリバーがまだ小さかったころ、理学療法士らはこう告げた。十七歳になった今、オリバーはスケートボードを楽しみ、プロの写真家を目指して専門学校に通っている。

会話もできる。記者が写真について質問すると「鳥を撮るのが好き。鳥の体じゃなくて、ローアングルで目を狙うんだ」と誇らしげに答えた。

オキャロルは「医師や助産師は、乳幼児期にどんな疾患や障害があるかは診るけど、その後、どんなふうに育っていくかを知らない」と嘆く。

✽妊婦への説明に偏り

障害を理由にした中絶が広く行われているからといって、英国は障害者差別が強い国というわけではない。一九九五年に障害者差別禁止法（現「平等法」）が制定され、英国ダウン症協会の推定では、ダウン症がある子の七、八割が普通小学校に通い、他の児童と同じクラスで授業を受ける。多くの場合、介助職員が一人ひとりに付き、支援体制は日本より手厚いと言える。

女性が胎児の障害を理由に中絶する権利を認める一方で、生まれてきた障害者の権利も尊重する――。それが英国流の考え方だ。オキャロルやダウン症協会も、出生前診断や中絶の権利そのものは否定しない。

「ただ、医療職が妊婦に話す内容が『重い障害を伴う』『あれもできない、これもできない』といった否定的な情報に偏っているために、本来なら生まれてくることができたはずの命まで奪われている。それは変えなきゃいけない」とオキャロルは訴える。

ダウン症協会は、現場の医療職に認識を改めてもらおうと「正しく伝えて、正しいスタートを」と称した研修会を二〇一〇年から行っている。

五、注目されなかった報告書
議論なく〝思考停止〟

英国で母体血清マーカー検査などによる出生前診断が広く行われるようになって約二十年。一九九〇年に年間約七百四十人だったダウン症がある赤ちゃんの出生数は、二〇〇一年には約五百七十人にまで減った。

近年は出生率の回復で全体の出生数が増え、ダウン症の確率が高くなる高齢出産も増えているため、一一年は九〇年と同水準の約七百二十人だった。

英国ダウン症協会の会長、キャロル・ボイズ（五九）は「ダウン症の人がテレビなどに出る機会が増え、イメージが変わってきたことも要因だと思う。人数が大きく減る心配はしていない」と話す。

日本と同様、精度の高い新型の検査も一部で試験的に導入されているが、ボイズは「費用が高いので、公的医療で提供されるまでには十年かかるでしょう」と切迫感は持っていない。

✿当てはまらない仮説

英国で障害者関連の公的支出が国内総生産（ＧＤＰ）に占める割合は、日本の約三倍だ。「出生前診断が広がれば障害者はどんどん減り、障害者福祉も削られる」といった仮説は、単純には当てはまらない。

だが、取材をしていると気掛かりなことがあった。たびたび次のような声を聞いたからだ。

「重度の障害者が生きていくにはすごく費用がかかる。働いて税金を納めることもないだろうから、社会に経済的な利益をもたらさない」（ある病院の助産師）

「私たちは病気を防ごうとする。障害を理由にした中絶も、それと同じではないか」（一般の男性）

胎児の命を奪うことになるので通常の病気と同列には論じられないことや、障害者差別を助長する可能性があると記者が指摘すると、初めてそれに気づく。出生前診断が当たり前になり、ほとんど議論がなされない〝思考停止〟に陥っているようにも見えた。

✽十六年早い死

障害を理由にした中絶を当然視する風潮が、生まれて成長した障害者に不利益を与えている、との懸念もある。

「知的障害者が医療現場で軽視され、適切な治療を受けていないために、想定よりも平均十六年早く死亡している」

一三年三月、英保健省の委託で実施された調査でこんな結果が明らかになった。

「『障害者は社会のお荷物で、治療する価値はない』という意識が招いた事態だ」

障害を理由にした中絶の妥当性を調べる超党派の国会議員による調査委員会は、こう指摘する。調査委は、出生前診断の技術の進歩などを受け、制度の再検証のため一三年二月に発足。七月に出した最終報告では、重い障害が見つかった場合に妊娠週数を問わず中絶を認めている現行法は差別的だとして、法改正を議会に提案した。ただ、このニュースは英メディアではほとんど報じられなかった。

第六章　歴史編

一、人生を消されていたかも　「不幸な子」決めつけないで

自分もまた、人生を消されていたかもしれない。

大阪人権博物館の元学芸員、松永真純（三八）は、障害者差別の研究のために読んだ出生前診断の資料に深い恐怖を感じた。

生まれる前に検査で分かる胎児の疾患の一つに、二分脊椎が挙げられていた。松永自身が抱える障害だ。

十年以上前のことだが、あの時の何とも言えない嫌な感じは今も肌身に残る。

二分脊椎は、脊椎の形成が不十分で神経組織が露出し、運動機能などに障害が出る。松永も小さいころから足が不自由で、排せつにも問題があった。

小学校では仲間外れにされ、いじめを受けた。

「他の人と同じ体ならこんな目に遭わずに済んだ」何度も思った。高校生になると不登校になった。学校に行くか行かないかで親と言い争いを繰り返した。

一方で、本をたくさん読み、映画も見た。大学では部落解放運動に携わり、友達と音楽ライブにも行った。

楽しいこともあれば、つらいこともある。

誰にとっても、生きるってそういうことだ。「障害は人生の一部にすぎない」と松永。出生前診断によって胎児が中絶されることに怒りを感じる。

✽自治体の施策として

日本における出生前診断の歴史を振り返ると、一九六〇年代半ば以降、ある自治体が展開した施策が目を引く。

「不幸な子どもの生まれない運動」

妊婦健診や適切な薬の服用に関する啓発、風疹予防などといった母子保健施策を兵庫県はこう名付け、専門部署を設置した。

障害がある子を不幸と決めつけ、出生防止を掲げたのが大きな特徴だ。胎児の障害の有無を調べる羊水検査の費用を県が補助する事業も、七二年に開始した。

当時の資料を収集している松永が、兵庫県衛生部の名前が入った一冊のパンフレットを取り出す。

「生まれてきた赤ちゃんが、身体や精神に異常のあることがよくある」

「その子のためにどれほど悩み多き日々を送らなければならないことでしょう」

羊水検査のことが紹介されていた。

六〇年代、高度経済成長期をひた走った日本は、将来の労働力不足の懸念に直面していた。第一次ベビーブームが四九年に終わり出生数が急減、人口構造がいびつになった。

旧厚生省の審議会は六二年の決議で「体力、知力、精神力の優秀な人間を育成し、対処する必要がある」「欠陥者の比率を減らし、優秀者の比率を増やすよう配慮すること」とした。七〇年には心身障害の発生予防を掲げる心身障害者対策基本法も制定された。

兵庫県の運動も、こうした時代背景の中で展開された。

われわれを不幸とする根拠は何か――。

障害がある人の価値を否定する優生思想に染まる社会に、存在をかけて異議を突きつけた人たちがいる。

脳性まひ者団体、青い芝の会。メンバーから聞き取りを続けてきた松永は言う。

「障害とはいかなるものかを世に問い、強烈な自己主張をした。彼らの活動を知り、自分も頭を殴られるような思いがした」

二、黙ってなんかいられない　歯食いしばり、闘った

二〇〇六年二月、脳性まひがある福永年久（六二）＝兵庫県在住はダウンジャケットに身を包み、車椅子に乗って新幹線で横浜に向かった。

青い芝の会の活動を率いた横田弘に久しぶりに会い、インタビューするのが目的だった。

七十歳を過ぎていた横田は、活動が注目を浴びた一九七〇年代を振り返り、一言、一言をかみしめるように話した。

「障害者は黙っていれば、守ってあげる。そんな空気を感じた」

脳性まひの人たちによる青い芝の会は、健常者中心の社会に対し、障害者が人間らしく生きる権利を強烈に主張した。

福永は「存在を否定され続けた障害者の自立の歴史を描きたい」と映画を作ろうとしていた。

✿正反対の動き

会員同士の親睦が活動の中心だった青い芝の会は、七〇年五月に横浜市で脳性まひの女児が親に殺害された事件で、転機を迎えた。

この事件では、わが子を手にかけた母親に同情論が出て「障害児施設の不足が原因」と減刑嘆願運動が盛り上がった。そんな中、青い芝の会は正反対の動きをした。

母親をかわいそうだと言う人はたくさんいても、殺された子どもがかわいそうだという声は上がらない。

「障害者は殺されて当たり前か」駅前に車椅子で集まりビラをまいた。

その年の十月、青い芝の会神奈川県連合会の会報『あゆみ』に掲載された行動綱領の一節にはこうある。

「われらは愛と正義を否定する」

文案は横田が作った。障害がある子の将来を悲観して親が手にかける。「私が死んだ後、残されるこの子がかわいそうだ。今のうちに殺しておこう」そんな一方的な親の愛はいらない、との思いを込めた。

青い芝の会は各地で運動を展開した。障害者が入所する巨大施設の在り方を批判し、胎児チェックと呼ばれた羊水検査の公立病院での実施に反対、行政との交渉を繰り返した。

福永によるインタビューの中で、横田はこんなことも語っている。

「おなかの中で障害があると分かったら、障害者として生まれたらこの子がかわいそうだからと中絶をやる。何で親は勝手に決めつけるのか……」

✽実力行使

福永自身は七〇年代半ば、父親に黙って家出し、車椅子をこいで川崎市にあった青い芝の会の事務所に飛び込んだ。そこで寝泊まりしながら、自宅に閉じこもっている脳性まひ者を訪ねては、外へ連れ出そうとした。横田からは「社会に打って出て、主張すること」の大切さを学んだ。

青い芝の会は過激な行動でも知られ、七七年四月には、川崎市で市営バスにメンバーが乗り込んで〝占拠〟した。車椅子での乗車を拒否されたことが問題の発端で、市当局との交渉が進まない中での強硬手段だった。福永も参加し、車内で消火器を噴射した。

左半身が不自由で言語障害もある福永は、兵庫県西宮市の自宅でつばを飛ばしながら当時を熱く語り、「やりすぎもあったけどね」と笑った。

横田らのインタビューをまとめた福永の映画は「こんちくしょう」と名付けられた。障害者たちが歯を食いしばって闘った記録だ。

三、揺れた「二つの自分」　女性として、障害者として

一九七三年五月、政府は前年に廃案になった優生保護法の改正案を国会に再び上程した。「不良な子孫の出生を防止する」ことを目的に掲げた同法は、人工妊娠中絶の要件を定めており、政

府は、胎児に障害が見つかった場合に中絶を認める胎児条項を導入しようとしていた。

「障害者を抹殺し、存在を根本から否定するものだ」

脳性まひ者の団体、青い芝の会は真っ向から反対した。当時のビラは「『不良な子孫』は叫ぶ」との見出しでこう訴える。

「私たち障害者も生きています。いや、生きたいのです」

「生き方の『幸』『不幸』は、およそ他人の言及すべき性質のものではないはずです」

✿深い溝

その青い芝の会の運動を複雑な思いで見ていた障害者がいる。

ポリオ（小児まひ）による歩行障害がある米津知子（六四）だ。

米津は、ウーマンリブと呼ばれた女性解放運動に没頭していた。彼女たちは青い芝の会とは別の理由で、優生保護法改正に反対した。

改正案には胎児条項のほか、身体的・経済的理由により母体の健康を害する恐れがある場合に中絶を認めるという要件から「経済的理由」を削除することが盛り込まれていた。

六〇年代初めに百万件を超えていた年間の中絶件数は、このころ約七十万件にまで減っていたが、それでも年間出生数約二百万件の三割以上に当たる。

中絶大国との批判はやまず、宗教団体を中心に中絶規制を求める動きが高まっていた。これに対し、米津たちは生殖に関する女性の自己決定権を訴えた。

「産むか産まないかは女性が決める」

改正案に反対という点では、青い芝の会と同じ立場。

だが両者の間には深い溝があった。

「産むか産まないかを女性が決められるなら、障害がある胎児を中絶するのも認めることになってしまうのではないか」

さまざまな集会に顔を出すたび、米津は青い芝の会のメンバーから責められた。車椅子の男性から「俺は母親に首を絞められ、殺されかけたんだ！」と詰め寄られたこともある。

「中絶規制に反対する私のことを、自分の母親と重ねて見ていたのかもしれない」と米津は言う。

✽探し続けた答え

中絶を規制され、子どもを産むことを国家に押しつけられるのはおかしい。でも女性の自己決定権を訴えることは、障害がある人たちを傷つけるかもしれない。

女性であり、障害者でもある米津は「二つの自分」の間で揺れ、苦しんだ。

七四年、優生保護法改正案は廃案になった。だが米津はその後も、青い芝の会からの問いかけに向き合い、答えを探し続けた。

四、重なる思い、願いは一つ
真剣にぶつかり越えた溝

米津は二歳の時にポリオになり、右足に障害が残った。小学校の時は足を引きずって歩く姿をじろじろと見られた。子どもを連れて道行くお年寄りに「言うことを聞かないとああなるよ」と指さされたこともある。

✤バリケードの中で解放感

「こんな自分は男の人に選ばれないから、私は結婚できない」

思春期のころはそう思い続けた。大学時代にはボーイフレンドもいたが、自分が相手にどう見られているのかが頭から離れなかった。

一九六九年、多摩美術大（東京）の二年生だった時、学園紛争に身を投じた。バリケードの中では、障害も含めてありのままの自分を語ることができ、解放感があった。

やがて、ウーマンリブに傾倒していく。就職を考える男子学生と、就職先がない女子学生との違いを強く感じたからだ。

✽激論繰り返し

卒業後は優生保護法改正案への反対運動に取り組んだ。反対という点では立場が同じ脳性まひ者の団体、青い芝の会との溝に直面したのはそのころだ。

米津と、青い芝の会の中心的存在だった横田弘は、七四年に改正案が廃案となった後も激論を繰り返した。

「おなかの赤ちゃんにどんな障害があっても産むとは断言できない。産める時もあれば、産めない時もある。どうするか決めるのは女性だ」

「障害児は不幸だから産まないというのは、障害者を『不幸な存在』と規定することだ」

集会後の帰り道でも、意見をぶつけ合った。溝を埋めるには、議論と時間が必要だった。

米津は次第に、こう考えるようになった。

産むか産まないかを決める権利は女性にある。だが、それは障害の有無によって命を選別することを含むものではない。当然の権利としてではなく、悩み、苦しみながら選択するしかない。

「青い芝の会が真剣にぶつかってきてくれたからこそ、私たちも真剣に考えた」

米津はそう述懐する。

✽決めつけないで

一九九六年六月、米津は参議院を訪れ、母体保護法の可決を見守った。

隣には横田がいた。先に口を開いたのはどちらだっただろうか。

「成立です」

「そうですね」

短いやりとりを交わし、米津は握手のためにそっと手をさしのべた。

優生保護法にあった「不良な子孫の出生を防止する」という目的をはじめ、人権上問題が多い規定が削除された。

施しではなく、権利として障害者施策を要求する運動をリードしてきた横田は二〇一三年六月、八十歳で息を引き取った。関係者によると、傘寿を祝う会を控え、突然のことだったという。

米津は、横田が生前、何度も繰り返した言葉を思い出す。

「世の中のお母さんたちは、われわれの訴えを分かってくれているのだろうか」

出生前診断の進歩を気にかけ、命の選別が進むことを心配していた。それは彼女自身の思いと重なる。

米津は、記事に必ず書いてほしいことが一つあると記者に言う。

「私はいろいろなことを経験し、幸せな人生を送ってきた」

障害を不幸と決めつけないでほしい。その願いは、青い芝の会が社会に求めたことでもある。

五、無力感と、所在なさ
施設で過ごした子ども時代

障害者への配慮を公的機関や民間事業者に求める障害者差別解消法が二〇一三年六月、成立した。

東京・神田錦町にあるＤＰＩ（障害者インターナショナル）日本会議オフィスで取材に応じた事務局長の尾上浩二（五三）は、興奮した口調で語る。

「これはものすごく大きなこと。こういう時代が来たんだと隔世の感がある」

一九六〇年に大阪で生まれた尾上は、障害があることを否定的に捉える社会で育ってきた。脳性まひと向き合い、生きる意味を模索しながら。

✽小学五年で施設へ

早産で、生まれた時に仮死状態だった尾上が脳性まひと診断されたのは一歳のころ。

「親のショックは大きかったみたいで、当時は親同士のつながりもないし、右も左も分からず不安を抱えて過ごしたそうです」

わらにもすがる思いだったのか、柔道場でやっていたマッサージに連れて行かれたりした。

現在の特別支援学校に当たる養護学校に就学し、小学五年の時から二年間、医療法人が運営する施設に入った。膝が曲がったままで、歩くのに松葉づえを必要とした尾上は、手術や訓練を受ければ自由に歩けるようになると聞かされた。

手術は脳性まひのため緊張している筋肉やアキレス腱などを切ってしまうというもので、確かに膝は伸びたが、今度はうまく曲がらなくなり、日常生活での不便さは増した。

「三カ月おきに一時帰宅するんですけど、膝が曲がらないから畳の上に座れない。ごろん、と横になるしかなくて」

施設には七十人ぐらいの子がいた。週一回、手術日があった。医師の回診で、カラカラと車輪の音を響かせて近づいてくるワゴンが止まったところが、翌週に手術を受ける子と決まっていた。ベッドの上で尾上はいつも「俺のところで止まるな」と祈ったが、順番は半年に一度、回ってきた。

「手術を受ければ受けるほど、歩けなくなっていく。麻酔が切れた後の痛みもひどい。自分の運命を他人に握られているという無力感と、所在なさをいつも感じていた」

✿十一時間半の訓練

夜にはポジショニングと呼ばれる訓練があった。

ベッドに長方形の板を敷き、うつぶせの状態でさらしをぐるぐると巻き付けられ固定された。

曲がっている腰を伸ばすとの触れ込みだったが、午後六時半から午前六時まで十一時間半、そんな状態でゆっくり寝られるものではない。

小さい子は痛さにわんわん泣いた。

「頑張ったら歩けるようになる。そうしたら、ここから出られるからね」

スタッフの言葉に、尾上は当時の社会の価値観を読み取る。

「障害があることを劣っていると捉え、克服しなければならないという考えですよね。人の手を借りるのは恥で、身の回りのことを一人でできるようになるのが『自立』だと言われ続けた」

一晩中、子どもの体を板に固定する施設の人によもや悪意はなかっただろう。

「健常者と同じような体にしてあげたい」と願ってのことに違いない。尾上はそれを、善意に潜む優生思想と呼ぶ。

六、もっと開き直れ　人生変えたメッセージ

養護学校の卒業式で校長が毎年のように口にした言葉を、尾上はよく覚えている。

「差別でつらい思いをしても、にこにこと笑ってやり過ごせる『かわいい障害者』になりなさい」

社会に負担をかける障害者は日陰で生きていくしかない、と言わんばかりのあいさつだ。

尾上がこの話をすると、同世代の仲間はみな苦笑いする。

「どこでも一緒だったんだと思う。僕たちの共通体験です」

✽中学入学時に念書

自宅近くの普通中学に通うことになった尾上は入学許可に際し、松葉づえを使ってどれぐらい歩けるのか確認され、念書も取られた。

「手すりなどの設備を学校に求めず、先生の手も、他の生徒の手も借りません」

要は、学校側は何の配慮もしないということだった。

音楽室は校舎の四階にあり、普段使う教室から離れていた。十分間の休み時間中に移動することができず、尾上が着くころにはいつも授業が始まっていた。

ある日、ラグビー部の同級生が言いだした。

「おい、音楽室までおぶって行ったるわ」

「いや、ええって」

「何言うてんねん、水くさいこと言うな」

その日から、五、六人が毎回、交代でおぶってくれるようになった。体が大きくなり、小学生のころより歩けなくなっていた尾上だが、誘ってくれる友達がいるからレコードを買いに街へ出掛けることもできた。

✿社会の壁、自分に負い目も

だが高校から大学へと進むころ、尾上はもんもんと悩むようになる。アルバイトなどを通じて障害者に対する社会の壁を感じる機会が増え、将来に不安を抱いた。足を引きずって歩く自分に負い目もあった。

そんな時、ボランティアによる二十四時間介護を受けてアパートで生活していた男性と知り合い、自宅に遊びに行った。そこで言われた。

「おまえは障害者として開き直りが足らん。街を歩けば差別が向こうからやってくるんや。負けてしまうぞ」

時は一九七〇年代後半。自分と同じ脳性まひの人たちが、健常者中心の社会を変えようと運動を展開していた。

「健常者並み」になろうと障害の克服を目指すのではなく、自分がありのまま、どう生きるか。そのために社会はどうあるべきか――。

肩身の狭い思いをする必要なんかない。もっと開き直れ。

その言葉は、やがて障害者の自立支援活動に身を投じる尾上の支柱となった。

✽罪作りな技術

「昔のことを話していると関西弁になってしまうね」

ＤＰＩ日本会議のオフィスで取材に応じていた尾上が、話の切れ目に、ふと笑う。

最後に、出生前診断についてどう考えるか尋ねてみた。

尾上の答えはこうだ。

「命は等しく価値があるのに、無意識に『生まれてくるべきではない命』という価値付けをさせる罪作りな技術。選別が進めば多様性は失われ、スーパーマンみたいな人間しかいない、つるんとした世界になってしまうんじゃないか」

障害がある当事者の側から、共生を掲げる社会に向けて放たれた問いかけは、ずしりと重かった。

第七章　再び、読者から

出生前診断の技術が進歩する一方、おなかの子に障害があると分かった夫婦の選択を支える体制不足が指摘される。命の選別につながりかねない危うさと、今後の課題を取り上げた記事に、さまざまな意見が寄せられた。再び、読者の声を紹介しよう。

✿千差万別

高齢出産の経験がある女性は、「子どもは神様からの授かりもの」と考えて出生前診断を受けなかった。一方で、胎児に障害があることが分かって中絶を選択する女性がいても、非難することは誰にもできないし、するべきではないと感じるという。

「人の思いや考え方は千差万別です。確かに『障害は人生の一部にすぎない』と言われればそうかもしれません。しかし（障害のある子が）この厳しい世の中に誕生して幸せになれるだろうかと心配し、不安を抱え、一番思い悩むのは母親です。決して簡単な、安易な決断はできないはずです」と記した。

✽死別のつらさ

障害がある長男の子育てを通じ「共に生きる仲間がたくさんいます」と書いた北陸地方の四十代の女性は、十年以上前に二番目の子を亡くしたという。まだおなかにいる間に、病院で「生まれてきても障害があるかもしれない、延命治療してもつらいだけかもしれない」と告げられた。

「そして、延命治療を選択しなかった自分がいます。あの時、長男はまだ幼く、障害者が幸せになれるのか知らなかった、分からなかった自分が取った選択。今も思い出します」

子どもを失ったつらさ、寂しさは常に心の中にある。

出生前診断で障害が分かった時、妊娠を継続するかどうか。

「どちらを選んでも責められない。でも、子どもの両親や家族に、(障害があっても)幸せに生きている方もいることを伝えてほしい。私は長男のおかげでたくさんの仲間がいて、自分もいろいろな世界を見て楽しく過ごしている」

✽手助け

筋肉の力が弱くなる重症筋無力症があるものの、日常生活に支障はないという鳥取県の三十代の女性は妊娠後、関節炎などさまざまな症状を引き起こす全身性エリテマトーデスという別の病気を発症した。おなかの子にも病気や障害があるのでは、と不安にさいなまれた。

「自分と同じつらい思いをさせるのか、この子は生まれないほうが幸せなのではないか、そう考えたこともありました」

だが、自分を見つめ直した。

「私自身は不幸ではありません。つらい事や大変な事もありますが、楽しい事はもっと多いし、ちゃんと生きているではないか。生まれてきて良かった……そう思っています」

「幸せか不幸せか、親であっても決めることなんてできないし、病気や障害があっても、この子が自分で幸せと思えるように精いっぱいの手助けをしてあげようと思い、産む決心をしました」

わが子との対面を心待ちにしている。

✽大衆化の時代

読者からは、出生前診断で障害があると分かった子どもを産むことへの否定的な意見もあった。「どれほどの社会保障費が発生するのでしょう」といった指摘だ。医療や介護の負担が増え続ける中、こうした考え方は今後、支持を広げるかもしれない。

障害がある人の生を否定するような風潮がある中、より高い精度で、より多くの病気や障害を見つけ出そうと研究が進む出生前診断の技術は、結果として障害者が生まれない社会をつくり出そうとするものではないのか。

第一部の締めくくりとして、生命倫理の専門家で、出生前診断に関する問題に詳しい北里大の斎藤有紀子*准教授に話を聞いた。

＊　＊　＊

ダウン症などの染色体異常の有無を調べる出生前診断は、検査の対象が胎児でありながら、治療目的で行われるわけではないところに難しさがある。

障害がある子どもを産むかどうか。こうした選択を妊婦に迫る技術そのものが差別的ではないのかという問題は、一九七〇年代に羊水検査が普及してきたころから存在していた。その問いは今も残っている。

その一方で、超音波検査の発達や、採血による簡便な検査法の開発、遺伝子検査の進展で、出生前診断の「大衆化の時代」が到来している。今や全ての妊婦とパートナーが、出生前診断の抱える倫理的問題と無関係ではいられない。

妊婦が妊娠を継続するか、中絶を選ぶか、他人が強いるべきではない。どちらを選択するにしても妊婦は人間関係や、支援体制の有無など社会制度の影響を受けやすい。当事者個人に責任を押し付ける問題でもない。

妊婦の意思を尊重すると、胎児の生命が侵害されると考える人もいるかもしれない。しかし、そもそも検査を受けない決断をする人もいるし、胎児の障害が分かった上で妊娠を継続する人もいる。中絶を選ぶ妊婦もいるが、どの選択も重く、簡単にできることではない。産むか産まないかはプライベートな問題ではあるが、自己責任と突き放さず、遺伝カウンセリングを含めて必要な援助を徹底すると同時に、妊婦の自由意思を侵害しないようにわきまえて見守る姿勢が必要だ。

検査が社会に浸透しつつある現実に流されてはいけない。本来は、障害がある人が生きやすい社会の制度や環境をつくることに力を入れるべきだ。その努力をせず、障害者の排除につながりかねない検査を広げるのは間違っている。障害者の人権と人格を尊重する社会を目指しながら、妊婦の意思決定を支える制度設計を急ぐ必要がある。

＊さいとう・ゆきこ……一九六三年生まれ。明治大学卒。専攻は法哲学、生命倫理学。二〇〇五年から現職。

第二部

生殖医療

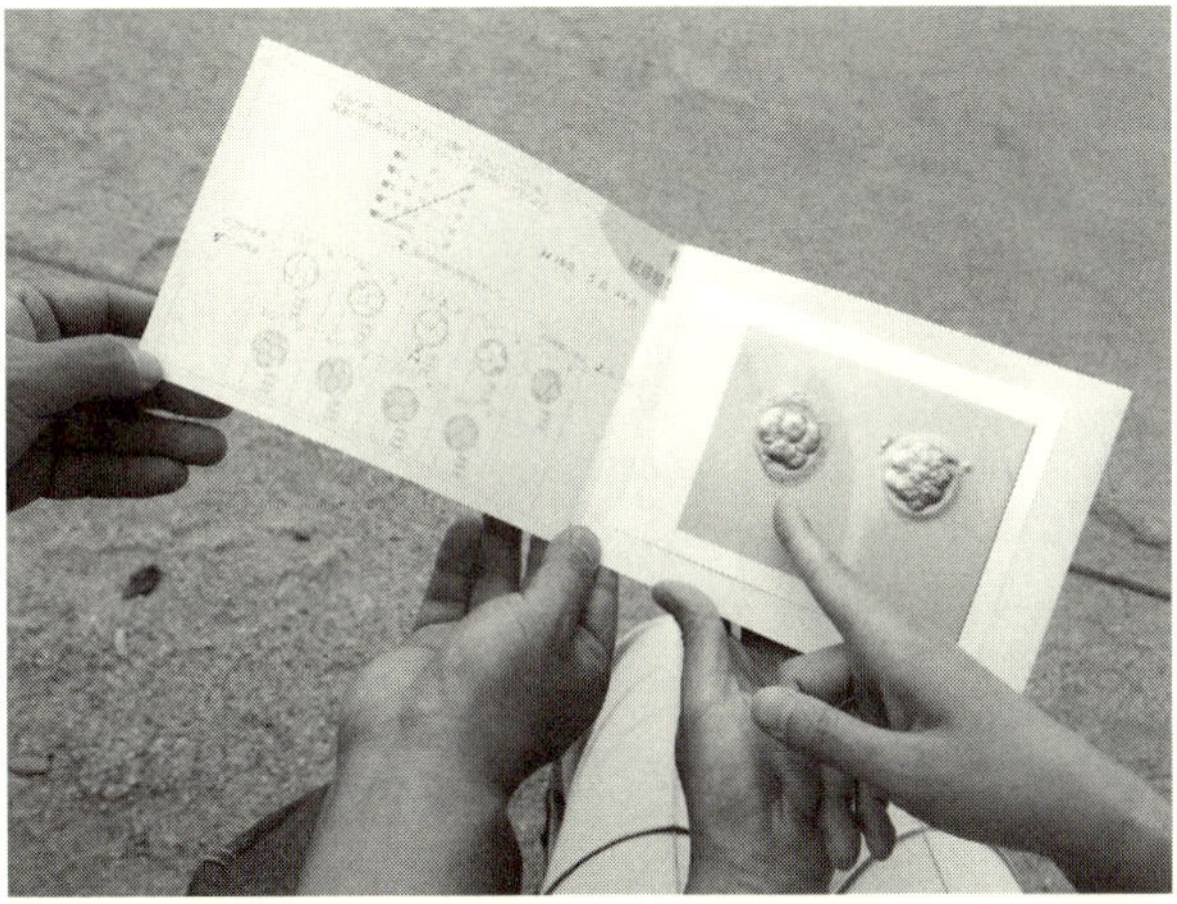

自分たちの受精卵の写真を見る宮田鈴子と夫の孝（129 頁）。これまで何度もつらい自己注射や採卵をして受精卵移植を試みた

第一章　迷宮編

一、うれしさと、怖さと
初めての体外受精

約六十人の男女が、次々とスクリーンに映し出される百枚以上の図やグラフに真剣に見入っていた。大分市にあるセント・ルカ産婦人科で定期的に開かれる患者向け説明会。院長の宇津宮隆史（六四）が語りかける。

「体外受精は最後の手段。私たちもできるだけ、人為的な操作を加えたくないという気持ちがあります」

不妊に悩み、体外受精で妊娠を目指す全ての夫婦が参加する。治療の流れやリスク、生殖医療[注]の歴史まで説明会は三時間半にも及ぶ。

「子どもをつくることにどういう意味があるのか考えてほしい。もう一回、夫婦で話し合い、気持ちを確かめて」宇津宮はそう強調した。

✿命をつくり出す仕事

日本で体外受精による赤ちゃんが初めて誕生したのは一九八三年。それから三十年、技術は日進月歩で高度化し、卵巣から取り出した卵子に極細のガラス管を使って精子を注入する顕微授精も普及している。人の手で直接受精を成立させる点で、通常の体外受精とは一線を画す。いわば命をつくり出す仕事。「恐ろしさはある」とセント・ルカの培養室長、大津英子（三九）は言う。「でも『妊娠して不妊治療を卒業した』と言われると、やりがいを感じる」

精子や卵子を扱い、受精卵を育てるのが大津ら「胚培養士」と呼ばれる専門家だ。

患者の一人、山本良子（三二）＝仮名＝は、別の医療機関で一年、セント・ルカで一年、排卵日を予測し自然妊娠を目指すタイミング法を続けたが、結果は出なかった。

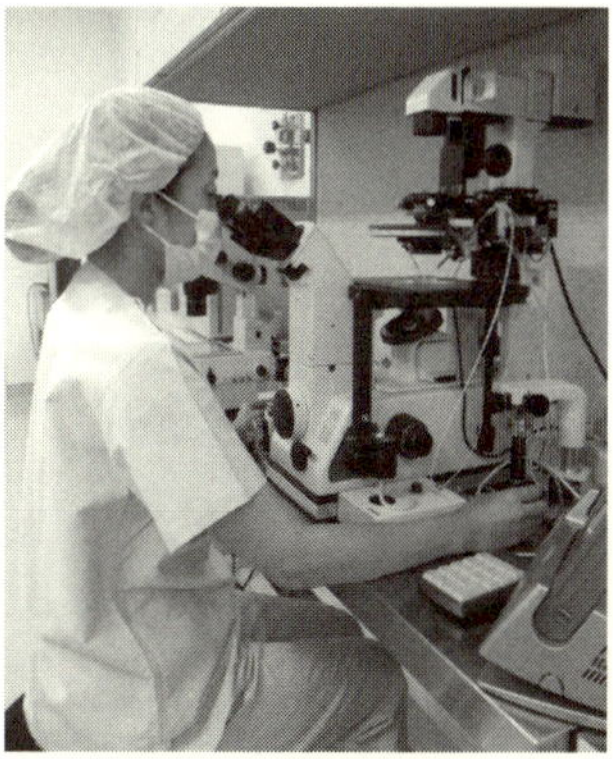
顕微授精をする「胚培養士」＝大分市のセント・ルカ産婦人科

腹腔鏡検査を受けたのは二〇一一年五月。

「おなかの中をのぞけば、一歩前に進める気がした」

子宮の内膜と似た組織が別の所にできる子宮内膜症が見つかり、その場で除去した。卵子を卵管に取り込む器官が小さいことも分かり、初めて体外受精に挑戦することになった。

✿いっぱい採れているんだ

その日、良子は採卵台に横になった。まず卵巣に針を刺して卵子を吸い出す。麻酔をかけられていたが、真っ暗な世界で番号が順に数え上げられる声が聞こえ、「いっぱい採れているんだ」と思った。

卵子は夫の精子と一緒にされ、できた受精卵は五つあった。うち子宮に戻すのは一つ。残りは後日のため、凍結した状態で保存される。

移植の日、受精卵がモニターに映っているのを見た。

「やっとここまで来た」といううれしさと、「これでできなかったらどうしよう」という怖さ。医師がシリコーン製の管に受精卵を付け、子宮内に入れる。あっという間に終わった。

〈本当にいるのかな〉

良子は自分の中に受精卵が入っているのが信じられなくて、夫の正和（三四）＝仮名＝にメールすると、〈あとは神様に祈るだけ〉とすぐに返信があった。

＊　＊　＊

ライフスタイルの変化で出産年齢は年々上昇し、一一年には第一子出産時の平均年齢が初めて三十歳を超えた。こうした中、子宝に恵まれず、生殖医療にすがる人たちが増えている。不妊に悩む夫婦が直面する現実と、さまざまな葛藤。巨大な迷宮をさまようかのように、歩いては立ち止まり、また歩きだす当事者の姿をリポートする。

注「生殖医療」　精子を子宮に送り込む人工授精のほか、卵巣から卵子を取り出し受精させ、できた受精卵を子宮に戻す体外受精、体外受精の中でも顕微鏡を使いながら卵子に精子を注入する顕微授精などがある。受精卵を凍結して保存する技術も普及している。日本産科婦人科学会によると、体外受精など高度な治療によって二〇一二年に生まれた赤ちゃんは約三万八千人で、出生数全体の二十七人に一人。夫婦以外の第三者が提供した精子、卵子を使った治療や、妻以外の女性による代理出産も一部の医療機関で行われてきた。こうした第三者が絡む治療をめぐっては、子どもの法的地位の不安定さや倫理面の課題が指摘されている。

二、消えた小さな命
駐車場で一時間泣いた

待合室で雑誌を開いたが上の空だった。ページをめくる手が震えた。

セント・ルカ産婦人科で初めて体外受精に挑戦し、受精卵を子宮に戻した良子は結果を聞くまでの約二週間、「できてないだろうな」と「できていてほしい」の間を行ったり来たりしていた。

順番が回ってきて、恐る恐る入った診察室。院長は笑顔だった。妊娠反応があったのだ。

✽ピンクの紙

帰り道、夫の正和から電話があった。

「できてたよ」

良子が報告すると、「よかったなあ。頑張ったなあ」と弾んだ声が返ってくる。

「私のせいで、ずっとパパにしてあげられなくて今までごめんね」と気持ちを口に出した。

「これで孫に会える」「おめでとう」

双方の両親にも不妊治療のことは話していたから、周りの喜びも大きかった。

赤ちゃんが入る袋、胎嚢《たいのう》が確認されると、出産予定日が書かれたピンクの紙を渡された。

待合室で周りを気にしながら、こっそり見ると「六週目には赤ちゃんが見えます。七週目には心拍が確認できます」とある。

さらに下の方には「流産する可能性もあります」と書かれていたが、目に入らなかった。その後、状況は急変する。

✽悪い夢

「これ、静止画像?」

良子は目の前のモニターに映るおなかの中の様子が信じられず、悪い夢を見ているのだと思った。びくん、びくんという赤ちゃんの鼓動を超音波のモニターで初めて見てから四日後。確かにそこにあったはずの神秘的な動きは、ぴたりと止まっていた。

小さな命は消えてしまったのだ。

駐車場で一時間泣いた。正和は電話で「そんなに泣かないで」と声をかけてくれて、〈また頑張ればいい。温泉とか旅行とか行こう〉とメールもくれた。

良子は看護師だ。その夜も仕事があった。思い返せば、胎嚢が確認できたころから、少し出血があった。

「それなのに、なんで働いたんだろう」と自分を責めた。

次の日、胎児をおなかから出すため手術台に乗った時には「このまま、諦めたくない」という気持ちが強くなっていくのを感じた。

翌一二年二月、二回目の受精卵移植で良子はまた妊娠したが、その後、腹痛とともに出血。おなかから出てきた小さな塊をトイレで拾い上げた。今度は涙も出なかった。

五月。三回目の移植も同じような経過をたどった。

さまざまな原因で流産を繰り返す不育症を疑われたが、検査で否定された。続けて四回目、五回目と試みたが、妊娠しなかった。初めての体外受精で得られた五つの受精卵は全てなくなった。

「体外受精はお休みしよう」

ここまでで、既に百万円を超える費用がかかっていた。

✿堂々巡り

一一年から一二年にかけ、体外受精でできた受精卵を五回にわたって子宮に戻したが、出産に至らなかった良子はその後、夫の精子を子宮に送り込む人工授精を毎月のように続けた。期待はいつも裏切られた。

「早く子どもをつくらないとね」

親戚の何げない言葉にも、気持ちがささくれる。

不妊治療を始めて五年目。焦りは募る。遠ざかっていた体外受精を一三年九月に再び試み、妊娠反応が出た。「また流産する」と、つい悪い方に考えてしまう。これ以上、傷つきたくないからだ。

良子は以前、正和に短い手紙を書いたことがある。

「別れてもいいよ。私と一緒にいたらパパになれない」

読んだ正和は「良子がいればいい。二人の人生でも」と即座に言った。口数は多くないが、そばにいてくれるだけで力になる夫だ。

結婚したら子どもができるのが当たり前だと思っていた。自然に子どもが欲しいと思った。ただ、それだけなのに……。

良子の思考は堂々巡りだ。いつか、わが子の産声を聞ける日が来るだろうか。その時を心から待ち望む。

三、まるでブラックボックス　妹が妊娠、素直に喜べず

話の舞台を関東地方に移そう。まるでジェットコースターに乗っているかのように二転三転、めまぐるしく状況が変わり、気持ちを揺さぶられてきた女性がいる。

「実はいま落ち込んでいるというか、本当にめいってるんです」

二〇一三年八月、中山香織（三五）＝仮名＝は連日の猛暑で参っていた。だが元気がない理由は、暑さだけではない。

「早く子どもができたらいいね」と互いに言い合っていた妹が妊娠したことを、数日前に知らされたという。

「自分が取り残された感じで、素直に喜べない。それまで毎日連絡を取り合っていた母からも、ぱったりと音沙汰がなくなって」

香織が友達の紹介で知り合った技術者の健治（三六）＝仮名＝と結婚したのは〇七年。

「理論家で、ちょっと変わっているというのが最初の印象。人の話をじっくり聞き、丁寧に答

えてくれるところにだんだんと引かれていった」

✿医療に不信感

結婚から三年たっても子どもができず、当時住んでいた関西地方の不妊治療クリニックを訪れた。検査の結果、香織は「異常なし」と言われた。健治の精子の運動率が良くなかったが、医師は「まだ若いから」とタイミング法を勧めた。数カ月やって妊娠せず、その後は人工授精を六回、体外受精を三回と立て続けに試みた。

「凍結しておいた受精卵を体内に戻し、何が起きているのか情報がないまま『駄目でした』と言われる。原因があるはずなのに分からず、まるでブラックボックス。何となく医療に対する不信感が募りました」

一二年夏、夫の転勤で今の場所へ引っ越した。新しく見つけた病院に通い始めて間もなく、香織は驚きの事実を告げられる。

✿怒りこみ上げ、大泣き

不妊の原因について、それまでかかっていた医師からは、夫の精子の運動率が低いこと、それに香織の子宮の形が関係しているかもしれない、という程度の説明しか受けていなかった。転居後にあらためて検査したところ、夫に不妊の原因となる精索静脈瘤という病気が見つかった。それが精子の状態に影響しており、このままでは人工授精での妊娠は無理だろうと告げられた。

体外受精をやる前に、人工授精も六回経験していた香織はあぜんとした。

「そんなにはっきりした原因があるのに分からず、無駄なことをやっていたなんて……医療って何なの」

怒りが込み上げ、診察室で大泣きした。

「不妊原因はどうしても女性の話になりがちで、男性側の問題になかなか行きつかない。無力感を抱くのは女性ばっかり」と香織は振り返る。

救いは、精索静脈瘤を手術で治す道があると言われたこと。夫もその場で「手術します。紹介状を書いてください」と言ってくれた。

✽不吉な言葉が的中

妊娠が分かったのは夫の手術後。ただ、その前後には人工授精を休んでおり、予想外の自然妊娠だった。

「それまでの苦しみが、まるでうそみたいで」

香織は夢のような時間を過ごす。

だが、病院では医師から「手放しでは喜べませんよ」とくぎを刺された。

「ご主人が手術を受ける前に妊娠したと考えられます。そうだとすると精子の力が弱く、妊娠が続かないかもしれない」

医師の不吉な言葉は、間もなく的中した。

流産後も香織はほぼ毎月、人工授精を続けた。「しんどいけれど、やらないと」何かに追われるようだった。

「ゴールはいつ来るの」「なんで私がこんな苦労を……」

毎晩、つらい気持ちを吐き出す香織。夫は「泣き、泣き。全部出したほうがええよ」と背中をさすってくれた。

✤悲鳴を上げる体

最初の取材から二カ月、夏の暑さがようやく去り、秋風が吹き始めたころに記者が再び訪れると、香織は何か吹っ切れたように元気になっていた。

セカンドオピニオンを聞こうとかかった別の医師から「体が悲鳴を上げているね。ちょっと休んでみたら」と勧められ、肩の力が抜けたという。

これまで続けてきた基礎体温をつけるのもやめた。

「体温をつけていた時期は眠れないこともあったけど、今はすっかり気分が楽になった」

ただ、今後のことでは迷いが尽きない。

治療は続けるつもりだが「同じ方法を続けるのか。病院を替えるのか。そもそも治療したほうがいいのか。正解が本当に分からず、探しながらやっていくしかない」

四、仕事やりくり、病院通い 気持ち不安定、夫を責め

帰宅後に開くスマートフォンの画面。フェイスブックの写真で見る妊娠中の友人のおなかは、だんだんと大きくなっていく。

神奈川県藤沢市の会社員、高村邦子（四〇）＝仮名＝は「本当は見たくないのに見ちゃう。で、もうこの人とは友達じゃなくていいや、なんて思っちゃって」そう思う自分が嫌になる。

✿あふれる情報にプレッシャー感じ

夫の正太郎（四五）＝仮名＝は東京・霞が関の中央官庁に勤め、邦子は都内のＩＴ系金融会社で働く。

サーフィンが趣味のイケメンの夫に、明るくてかわいらしい妻。趣味のマラソンサークルで知り合った二人が、一緒になったのは二〇一二年一月だ。

その二カ月後、邦子は三十九歳の誕生日を前に病院に足を運んだ。

年齢を考えると気持ちが焦った。三十代のうちに出産したい。高齢出産、卵子の老化……。世

の中にあふれる情報にプレッシャーを感じていた。

病院では、排卵日を予測して自然妊娠を目指すタイミング法を勧められ、試してみたが望む結果は出ない。卵巣から卵子を採取し、精子と混ぜて受精卵をつくる体外受精へと進むのに時間はかからなかった。

✽努力って報われない

最初に採卵したのは一二年十月。排卵誘発剤の副作用で卵巣が腫れ、三日間は午前中に点滴を受けて午後から出社した。四日目は体がきつくてとうとう会社を休んだ。

「おなかがぱんぱんに張って、苦しくて苦しくて」服もゆったりしたものしか着られなかった。

体外受精は一三年夏までに三回試みた。治療期間中は通院の回数が増え、休暇取得や早退が多くなる。診察がある日は終業時間より三十分早い午後五時に都心の会社を出て、病院へと急ぐ。

半年に一回の人事面談では「勤務態度の評価が下がっている」と言われた。ボーナスは十万円ほど少なくなった。

システム部門の経理を担当している邦子は原価計算や予算管理をしており、年度末はもちろん、月末から翌月初めの一週間はかなり忙しい。

この夏、繁忙期に受精卵移植が重なった。仕事への差し障りを気にしてためらったが、医師から「仕事と子どもと、今どちらが大事なんですか」と半分叱られるように言われ、移植に踏み切った。前日も翌日もきちんと出社し、いつもの仕事をこなした。

上司や同僚には、不妊治療のことを伝えている。迷惑をかけることもある以上、隠してはいられないからだ。段取りを人一倍考えながらやりくりし、治療と両立できるよう工夫する。

邦子は役職には就いていないが、グループの後輩を指導する立場。経験を積み重ねてきた自信もそれなりにある。往復三時間の通勤は大変だが、治療費のためにも会社を辞めるわけにはいかない。

「こんなに頑張っているのに。でもね、努力って、報われるとは限らないんです」

東京・新橋のそば店。ほろ酔い加減の正太郎の横で、記者に胸の内を明かした邦子は少しうつむき、きれいに手入れをした爪をなでた。

✿母がいて、僕がいて

一二年春に不妊治療を始めた邦子は、検査で右側の卵管に癒着が見つかった。

体外受精を試みているが妊娠には至らず、医師からは「卵子の老化も考えられますね」と言われたことがある。

一方、正太郎も精子の数がかなり少なく、自然妊娠は難しいと言われた。

「ああ、俺ってそうなんだって。突きつけられた気持ちでした。今どき『男の沽券』でもないし、ショックとも思いたくないけど……」

邦子と同じように、正太郎も結婚すれば子どもができるのは当たり前だと思っていた。

「自分を産んでくれた母がいて、僕がいて。順番にね」

それが自然ではないか。

「あと、責任感みたいなものもあるかな」

一人っ子の正太郎は、そんなことも言う。

✿まるで人ごとじゃないの

受精卵が子宮で着床しなかったことが分かるたび、邦子は気持ちが不安定になった。

ある時は「あんたのせいで子どもができない」「結婚しなきゃよかった」と泣き叫び、正太郎の顔を平手で打った。処方されていた漢方薬を飲むのを忘れた正太郎に「私はもっと副作用が強い薬を注射してるんだよ！」と詰め寄り、責め立てたこともある。

仕事も治療もうまくいかない時は、家でもイライラして、夫とけんかばかりだ。

正太郎が妻に手を上げることはなく、黙って聞いている。治療方針も「君の好きなようにしたらいい」と言うが、それがまた邦子の気に障り「二人で乗り越えなきゃいけないのに、まるで人ごとじゃないの」と非難する。

妻が納得できるまで、行くところまで行くしかないと正太郎は考えているが「こんなにつらくて二人の関係が悪くなったりするなら、もう頑張らなくてもいいんじゃないか」と思う時もある。

✿休日の海で

一三年の春から初夏にかけて、二人は休日によく海へ行った。浜辺を歩き、ビールを飲んでおいしいものをつまむ。いつもなら一人でサーフィンに出掛けてしまう夫の横で、邦子は時間がゆっくりと流れるのを感じた。

どこかで不妊を自分のせいにしたくなくて、夫のせいにしていたことに気づいた。もし子どもができなくても、この夫と穏やかに過ごしていければいい、とも思えるようになった。

それでも、やっぱり自分は〝お母さん〟になりたいと邦子は言う。

「おなか痛めてなんぼって。われながら妙なところで古いな、と感じる」

九月半ばに四回目となる体外受精をし、受精卵を凍結した。

十二月には友人らとハワイのホノルルマラソンに参加、十キロのウォーキングをする。受精卵をおなかに戻すのは帰ってきてからだ。

来春、四十一歳になる。治療はその辺りまで、と心づもりをしているが、もし子どもができていなかったら、本当に諦められるか分からない。治療を続けるより、やめる決断のほうが重く、勇気がいる。

五、繰り返される喪失

複雑で曖昧、悲しめない

体外受精で妊娠するたびに流産を繰り返した良子。二転三転する状況に振り回され、先に妊娠した妹を素直に祝福できなかった香織。仕事をやりくりして治療を続け、精神的に落ち込むとつい夫を責めてしまうという邦子。これまで取り上げてきた三人の女性はそれぞれ悩み、傷つき、苦しんでいた。

彼女たちの苦しみの源にある不妊とはそもそも、どのような体験なのだろう。手掛かりを求め、患者のカウンセリングに力を入れているという不妊治療クリニックを訪ねた。

✽喪の作業

東京・南青山にある東京ＨＡＲＴクリニックは、隣のマンション一室にカウンセリングルームを備える。記者を迎えてくれたのは生殖心理カウンセラー、平山史朗（四二）だ。

室内に足を踏み入れると、クリーム色のソファが置かれ、窓には淡い緑のカーテンが掛けられていた。

「不妊体験というのは人によって意味が全く違う。『こういうものだ』と思ってクライアントに会ったら、おしまいなんです」

平山は、記者の単刀直入な質問をたしなめるように説明し、「ただ、それを理解するのに役立つのが『喪失』という概念です」と続けた。

平山が解説する。

誰もが人生で避けて通れない大切な人との別れがある。つらい思いをしながら、その人がいなくなった世界で生きていくために喪失を悲しみ、喪失に自分なりの意味を見いだすこと。このプロセスは専門家の間で「喪の作業」と呼ばれる。

赤ちゃんができないという状態もまた、喪失にほかならない。高額の治療費という経済的な損失もあれば、家族観、母親としてのアイデンティティー、「家」の中での嫁の地位と失われるものは数多く、複雑だ。

治療のたびに「今度こそ」と期待しては、失望に終わる。まだ見ぬわが子を曖昧な形で失う。「こうした複雑で曖昧な喪失は悲しむのが難しい上に、何度も繰り返されると、いちいち悲しんでいられない。本来の喪の作業ができず、精神的な不調につながる場合もある」

✽自由が増え、不自由も増えた

技術が進歩し、治療法の選択肢は格段に広がった。「選べる自由が増える一方、選ばなきゃいけない不自由も増えた」と平山は指摘する。

目の前に選択肢があるのに手にしないのは、とても苦しいことだ。

どこかの時点で不妊治療から離れるのも選択肢になっていいはずだが、それは恐怖でもある。「途中でやめれば今までの努力が全部『無』になってしまう」と考える人は多く、不妊治療が長期化する要因の一つになっている。

カウンセリングに来る女性たちは、まさか自分が不妊だとは思わなかったと言う。子どもがいない人生は寂しい、とも。

現実には、誰もが子どもを授かれるわけではない。どのように治療を終え、自分なりに満足のいく人生を描いていくか。そういう視点も大切だという。

次回からは、治療終結について考えてみたい。

六、駄目だった日はビール
採卵十二回、たゆたう

プシュッ。大阪市内のクリニックから帰宅した宮田鈴子（四〇）＝仮名＝は、帰り道で買った缶ビールを開けた。採卵や受精卵移植の前後は、アルコールを控える。ビールに口をつけるのは、結果が駄目だったと分かった日の習慣だ。

食欲はない。ただ、ふわっと酔いたい気分。冷たいビールが体に染み、鈴子は全身の力が抜けたようになった。

✿「休みたい」初めての気持ち

二〇一三年八月上旬、七回目の受精卵移植もうまくいかなかったことが判明した。その数日後、取材に応じた鈴子は淡々と説明した。

「すぐ次の治療に入るのか、ちょっと休んだほうがいいのか。今日はそれを相談するためクリニックに行きます」

これまでに採卵した回数は十二回に及ぶという。

どこまで踏み込んでいいか気兼ねしながら記者が心境を尋ねると、にこにこしながら答えてくれた。

「今までひたすら走ってきた。体はきついけど、日ごとに妊娠する力は落ちるから休むのも怖い」

一方で、最近はちょっと休みたいと思うようにもなったという。

「採卵が可能な時は毎回迷うことなく挑戦してきた。こんな気持ちは初めてです」

✿祝福される自分がイメージできない

高校の同級生だった夫の孝（四一）＝仮名＝とは結婚十五年目を迎えた。

後日、取材で会った孝が「妻はのんびり屋で、昔からリードするのは僕」と語るように、不妊治療を受けようと言い出したのも孝だった。

実は鈴子は、結婚してから二回、妊娠を経験した。いずれも初期に流産してしまったが、妊娠した事実があるのだから不妊に悩むことになるとは思ってもみなかった。

結局、夫に促されて治療を始めた時には三十八歳になっていた。焦りもあって人工授精などのステップは踏まず、最初から体外受精を選んだ。

そして二年半。最近は診察室に入った途端、医師の顔つきで結果が分かる。毎回「残念です」と言われることが心の傷になっているという。

「『おめでとう』と言われる自分がもうイメージできない」

✽電車の窓から見える風景

これまで治療に数百万円をつぎ込んだ。共働きだったころからの蓄えもそろそろ底をつく。不妊治療に対する国の助成金に年齢制限が導入されることも決まった。二〇一六年度から対象が四十二歳までに限られる。

「『あなたは手遅れ』と言われるのは納得できない。一年、一年がこんなに重いと分かっていたら、もっと早く治療を始めていたのに……」

この日、クリニックで医師と面談を終えた鈴子は「しばらく休むことにしました」と記者に告げた。電車の中でも疲れたふうで、口数が少ない。会話していても、どこか遠くにいるようだ。ビルや住宅が窓の外を流れていく。灰色のタワーが目についた。

「いつも通天閣見ながら帰るんですね」

記者がそう声をかけると、常に治療のことで頭がいっぱいなのか、鈴子はぽつり、とつぶやいた。

「今まで、ちゃんと見たことなかったなぁ」

✿出口のないトンネル

不妊治療は時に、出口のないトンネルにたとえられる。何年にもわたる治療で心身が疲弊しきっていても、子どもができないまま気持ちに踏ん切りをつけるのは容易ではない。

治療終結のことも最近、頭の片隅で意識し始めた鈴子。夫は何を思っているのだろう。

いったん不妊治療を休むことにしたという鈴子を、最初の取材から約二週間後に再び訪ねた。今回は夫の孝も一緒だ。場所は、夫婦が住む大阪府南部の国道沿いのファミリーレストラン。

「受精卵を子宮に戻した後は、よくここへ来て、精をつけるためにお肉を食べるんです。この間から少し休んで、リフレッシュできた。また次に挑戦したい」

そう話す鈴子の声は明るい。

✽宅配の弁当

鈴子の通うクリニックは、体外受精でできた受精卵の移植後、しばらくは安静にするよう指導している。

風呂の掃除や重い荷物を持つこと、それに飲酒も禁止だ。炊事は駄目とは言われていないが、大事を取って食事は宅配の弁当で済ませる。

「できることは全部やってあげたい」と孝は掃除や洗濯をこなす。採卵や移植の日も、仕事をやりくりして妻に付き添う。

孝は三年前に建築会社の現場責任者の仕事を辞め、バスの運転手になった。以前は残業が多く、工期が遅れそうになると休日も出勤していた。

✽少し気ままに

「仕事のことが頭から離れなかった。会社の業績もそれほど良くなかったので、思い切って転職しました。給料は三分の二になったけど」

もし転職していなければ、忙しすぎて不妊治療のことなど思いつきもしなかっただろうという。鈴子に治療を受けようと言い出した孝だが、この夏、しばらく治療を休むよう鈴子の背中を押したのも孝だった。

「ずっと根を詰めてやってきた。アルコールを我慢したりして、張り詰めた生活が続いたから、少し気ままに過ごしたほうがいいと言ったんです」

一緒に取材を受けていた鈴子が先にその場を去ると、孝はこんなことも口にした。

「もう一回やって駄目だったら、そろそろ判断しなきゃいけないのかなと思います」

治療の終結についても、考え始めているというのだ。

✽人生の次のステップ

ただ、いきなり治療を終わりにしようと言い出しても、妻が現実を受け入れるのは難しいだろう。小休止を勧めたのは、「先のことを考える時間を取ってもらいたい」という言外の思いもあったからだ。

「不妊治療を始めて二年半、子どもをつくることばかり考えてきて、他のことがみんな空白になっている。仕事でも何でも好きなことをして妻にはもっといろんな体験をしてもらいたいし、そうやって人生の次のステップへと進んでほしい」

治療終結のことはまだ妻の前では言っていないが、次の結果次第で切り出すつもりだ。

十月初め、鈴子はまたクリニックに足を運んだ。採卵に向け、排卵誘発剤の注射を始めた。

七、子どものいない人生もあり
来なかったコウノトリ

〈おはようございます。今日、ベビー待ちジャンルを外しました〉

愛知県内の地方都市に住む橋本和代（三九）＝仮名＝は出勤する夫を見送ると、自宅二階の居室でパソコンに向かった。

日々の思いを誰かと共有したいと始めたブログは、不妊治療中を意味する「ベビー待ち」に分類していた。その設定を解除し、ブログの読者に告げたのは二〇一三年六月のことだ。

子どもができないまま不妊治療を卒業することは一人で決めた。まだ夫には話していなかったが、反対しないはずだ。

前月、生理が来なかった。

「もしかしたら」と淡い期待を抱いたが、診察した医師から卵巣年齢が高いことが原因だと言われた。

「自力で生理が来ない体になっていたんだ。もう、無理かな」

和代はパソコンに文字を打ち込んでいく。

〈コウノトリさんとは縁のなかった私ですが〉

静かな部屋に、キーボードの音だけが響く。

〈十六年かかってやっと、こういう人生もありだよね、子どもが全てじゃないって思える自分と出会えました〉

治療をやめる日がそのうち来るのは分かっていた。

「いつかこの闘いとお別れしなきゃいけない。それが今」

自分を納得させるように心の中で繰り返した。

✽顔から火が出そうに

不妊治療にピリオドを打ち、子どものいない人生を歩んでいこうと決めた和代。これまでどんな道をたどり、将来をどう描こうとしているのか。

和代が初めて不妊治療専門の医療機関を訪れたのは、二十三歳の時だ。最初の結婚から三カ月後だった。

「結婚前に一緒に住んでいたころから、何となく子どもができにくい体だと感じていたので、少しでも時間を無駄にできないと思った」

夫の精子の運動率が低いことが分かり、体外受精の一つ、顕微授精を勧められた。卵巣から採取した卵子に極細の管を使って精子を注入する方法だ。料金表を見ると、五十万円もする。二十代の夫婦が簡単に用意できる金額ではなく、諦めざるを得なかった。

次にかかった病院ではこんなことがあった。検査のため夫の精子を持ってくるよう言われていた。「受付で大きな声で名前を呼ばれ、『精子は持って来ましたか』って」周りには診察を待つ大勢の妊婦が座っていた。たまたま幼稚園時代からの友達もいた。和代は顔から火が出そうになり、外へ飛び出した。

三カ所目の医療機関で「人工授精でも希望がありますよ」と言ってもらえた。顕微授精より料金は格段に安い。力が抜け、診察室で声を上げて泣いた。夫も「一緒に頑張ろう」と肩をさすってくれた。

これでやっと治療に取り組めると喜んだが、その後の展開は苦いものだった。

✽なくなった夫婦の営み

不妊治療のための検査後、和代が告げられたのは予想もしない言葉だった。

「甲状腺の数値がおかしい」

その日のうちに同じ病院の内科に紹介された。

「不妊治療は中止して、甲状腺の治療に専念するように言われました。その前後のことはよく覚えていないぐらいショックで」

和代は、自宅近くにあるドライブインでコーラのストローを手で回しながら、二十代のころの記憶をたぐり寄せる。

「幸い甲状腺の治療は順調に進んだんですよ。でも、一つ問題が終わったら、また次の問題が出てきた」

気づいた時には、夫婦の営みがなくなっていたというのだ。

「子づくりのため」という意識がお互いに強くなりすぎて、夫婦のコミュニケーションとしてのセックスができなくなっていた。

和代の親と同居し始めた時期と重なったこともあり、夫が拒むようになったという。

「不思議なもので体が離れると、心も擦れ違うようになったんです」

和代夫婦の場合、精子の運動率が低いことが不妊の大きな原因と医師から言われていた。人工授精のため、夫の精子を病院に持っていくのは和代の役目だった。夫が病院に足を運ぶことはほとんどなかったが、そのことで和代が夫を責めたことは一度もない。

それなのに夫婦関係がぎくしゃくするようになった理由について、和代なりに思い当たることはあった。

ささいなことで言い争いになった際に、夫が「子どもができないことで別れたいと思っているんなら、いつでも別れてやる」と口走ったのだ。

「不妊は夫婦の問題と言っても、実際に治療を始めるのは女が先のことが多い。男は『自分に原因なんてない』と思って、なかなか現実を受け入れられない。彼も自分に原因があることに耐えられなかったんでしょうね」

その後、セックスレスが解消することはなかった。

「夫婦の営みもない中で、不妊治療なんかできないと思ってやめてしまいました」

家庭内別居の状態が長く続き、離婚した時には三十代になっていた。

✽バスの広告を見て

和代が再婚し、新たな生活をスタートさせたのは二〇〇九年。相手は、当時勤めていた自動車部品の会社で知り合った一郎（四八）＝仮名＝だ。

二人の間で子どものことについて具体的に話したことはなかったが、知人の子をかわいがる一郎を見て、和代は「欲しいんだな」と確信した。

彼女自身も、子どもを産みたいという気持ちを持ち続けていた。

再婚してほどなく、バスの中で不妊治療クリニックの広告を見つけた和代は、すぐ予約を入れた。

排卵日を予測しながら子づくりをするタイミング法を勧められ、二年続けたがうまくいかなかった。医師に〝その日〟を指定されるものの、和代が「今日だよ」と告げると一郎の顔が曇り、何もないまま朝を迎えることが多かった。排卵誘発剤の注射もしていた和代の落胆は大きい。

「背を向けて寝る旦那の横で夜通し泣いて。朝になって旦那が『ごめんね』って謝ってくるんだけど、何のために痛い思いをして注射を打ったのか分かんないよね」

その後、和代はタイミング法を諦め、人工授精に切り替えた。

会社が休みの日は夫も病院に付き添ってくれる。半年に一度、夫のボーナスが出た時だけ高額の費用がかかる体外受精に挑戦した。

✽しんどいのはカズ

夫婦仲は円満だったが、和代の心には引っ掛かるものがずっとあった。

治療内容について意見を言うわけでもなく、和代の決めたことに黙って従う夫ではあったが、本当はどう思っているのだろう。聞いても、はぐらかされた。

「不妊治療を卒業した今も、夫の思いはちゃんと聞けてないんですよ」

後日、一郎にも取材することができた。自宅近くの飲食店で和代の疑問をぶつけると、こんな答えが返ってきた。

「夫婦で治療しているといっても、しんどいのはカズ。たとえ夫でも『頑張れ』とか軽々に言うのは違う。あんなに大変なこと、簡単に言葉では励ませないと思った」

その代わり、妻の考えを全て尊重しようと決めていたという。

横に座る和代が、顔を一郎の方に向けた。「へぇ……。そんなふうに考えてくれてたんだ。今まで聞いたことない」

一郎は「言わんよ」と笑う。

不妊治療の終結を和代が一人で決めた後、ブログの卒業宣言を見せられたという一郎。

「その時、なんて言ったっけな。多分『分かった』って言っただけかなぁ」

今度は夫が妻の顔をのぞき込む。

「子どもは欲しかったけど、カズが決めたことだから素直に受け入れた」

✤いつも一緒に

タイミング法を試みていた時期に、なかなか応じようとしなかったのはどうしてなのか。和代が少し席を外している間に一郎は打ち明けた。

「仕事がしんどい時期と重なって、心身共に疲れていた。カズが朝まで泣いていたのも知ってました。こっちもそそくさと出社したりして」

疲れていると伝えなかったのは、「セックスが嫌で、仕事を口実にしている」と取られたくなかったから。結局は言い訳になると思い、何も言わなかった。

夫婦は今、あちこち旅行したり、コンサートに行ったりして二人の時間を楽しんでいる。

「カズと一緒に何かするのが当たり前になっているし、これからもずっとそうしたい」

席に戻ってきた和代は、初めて聞く夫の本音に驚きつつも、うれしそうな顔になった。

第二章　検証編

一、自然妊娠よりリスクは高め　体外受精や、他の治療でも

国内初の体外受精児が一九八三年に東北大病院で誕生してから三十年。これまでに体外受精で生まれた赤ちゃんは国内で累計三十万人を超えた。

世界一の高齢化社会・日本は、同時に有数の生殖医療大国でもある。晩婚、晩産化が進み、二〇〇七年の集計では不妊治療を行う施設数と治療件数で世界最多。日本産科婦人科学会のデータによると、一二年に国内五百五十五施設で計約三十二万六千件の体外受精が行われ、三万七千九百五十三人が誕生した。新生児の三・七パーセント、二十七人に一人の計算だ。

✽早産、低体重

「これが体外受精で妊娠した場合です。例えば前置胎盤のリスクは、不妊治療をしていない人

の二・二倍です」

日本医大の中井章人教授は、国内の大規模調査の一覧表を示しながら解説した。胎盤の位置が異常な前置胎盤をはじめ、母体や胎児のさまざまなリスクがやや高まることが見て取れる。

体外受精は子どもができない夫婦の選択肢として浸透してきた。それでも、一定のリスクと向き合う必要があることを調査結果は示している。

中井教授らの研究チームは一二年、日本産科婦人科学会の約二十四万三千人分のデータを利用し、体外受精などの不妊治療は自然妊娠と比べ、どの程度リスクが高いかを調べた。

すると、多くの項目でやや高いことが分かった。

三十四週未満で生まれる早産は一・三三倍、体重千グラム未満の超低体重児は一・四四倍、出産後に胎盤が自然に剥がれない癒着胎盤は二・六七倍といった具合だ。この分析は、体外受精と自然妊娠とで、平均年齢や基礎疾患などの条件をそろえており、結果の信頼性は高い。

自然妊娠との差について中井教授は「妊娠しづらくなる原因不明の因子が関係しているのではないか。さらに年齢とともにさまざまなリスクが増すので、早いうちの妊娠を勧めたい」と強調する。

自然妊娠と比べたリスク

	排卵誘発剤のみ	人工授精	体外受精
34 週未満の早産	1.31 倍	1.22 倍	1.33 倍
超低体重児	1.77 倍	1.38 倍	1.44 倍
前置胎盤	1.77 倍	1.46 倍	2.20 倍

（日本医大　中井章人教授による）

✽排卵誘発剤や人工授精と同程度

一方でこの研究では、不妊治療の中で体外受精のリスクが特に高いわけではないことも分かった。排卵誘発剤だけの使用や、精液を濃縮して人工的に子宮に入れる人工授精との比較では、あまり差がなかったのだ。

例えば自然妊娠と比べた前置胎盤のリスクは体外受精が二・二〇倍、人工授精が一・四六倍、排卵誘発剤が一・七七倍。早産や超低体重児も、人工授精や排卵誘発剤と比べ大差はなかった。

中井教授は「体外受精のリスクが他より高いと思って研究を始めたが、そうではなかった。技術水準が上がっていると考えられる」と話す。海外の研究でも同様の結果が出ているという。

✽欠かせぬ説明

ただ、卵子に人工的に精子を注入して子宮に戻す顕微授精は、不妊治療の中でもリスクが高いとする海外の研究もある。

一二年に公表されたオーストラリアの研究によると、顕微授精を伴わない体外受精で先天異常を持つ子どもが生まれた割合は七・二%だったが、顕微授精では九・九%だった。スウェーデンの子どもを対象にした一三年の研究では、顕微授精の場合は自然妊娠よりも知的な発達の遅れが生じるリスクがやや高いとした。

国際医療福祉大の柳田薫教授は、顕微授精で特にリスクが上がるとの共通認識が専門家の間にあるわけではないと前置きした上で「子どもの発育に関することなのでしっかりデータを集める必要がある。患者にも十分説明した上で不妊治療を実施しないといけない」と指摘した。

二、夫婦の意識に影響も
助成制度見直しに賛否

生殖医療の技術が進歩する中、加齢で成功率が下がることや、高額の医療費がかかることが知られるようになった。二〇一三年七月、費用の一部を助成する国の制度が変わることが決まった。不妊治療を続けるカップルの意識にも影響を与えそうだ。

✽不妊治療費、重い負担

実体験をもとに不妊治療情報を発信するイラストレーター、赤星ポテ子さん（三三）は結婚前の〇七年、婦人科医から初期の子宮体がんの告知を受けた。

「子宮摘出が望ましいが、お子さんをお望みなら、ホルモン療法で子宮を温存し、がんが消えたタイミングで不妊治療をしたほうがいい」

「いつか」と考えていた出産だったが、婚約者と相談し、子宮温存を決意。結婚後すぐに不妊治療を開始した。都内の有名クリニックで受けた治療では、請求書に「採卵・培養・胚移植」で三十七万八千円とあった。転院した別のクリニックでは、夫婦の染色体検査や卵子に直接精子を注入する顕微授精で最初に約九十万円を支払った。

二年一カ月にわたり、卵子に精液を振りかける体外受精を二回、顕微授精を九回受けて、一三年四月に男児を出産した。

「これまでにかかったのは五百万円くらい。二人目も考えたいが、資金がもつかどうか」と不安を漏らす。

こうした不妊治療に対し、これまで国は一回当たり十五万円、採卵せずに凍結卵を使う場合は七万五千円を助成してきた。助成が受けられるのは五年間で十回までだが、初年度は年三回、それ以降は年二回までとの条件があった。赤星さんは六回の助成を受けた。

✤助成制度、年齢に制限

厚生労働省の有識者会議による見直しで、制度が一六年四月から変わることが決まった。助成の対象は四十二歳まで。助成を受けられる回数も年齢に応じて三〜六回となる。

不妊体験者を支援するＮＰＯ法人「Ｆｉｎｅ」は一二年十二月から一三年三月にかけ、治療経験者約二千人にアンケートをした。かかった治療費の総額は、五十五パーセントの人が百万円以上と回答。また「経済的理由で次の段階の治療に進むことをちゅうちょ、延期したことがあるか」との問いに、八十一パーセントが「非常にある」「ややある」と答えた。新制度では年間の制限なしに六回まで助成が受けられるため、早い時期に集中的に治療を受けたい患者には利用しやすい面もある。

ただ、Ｆｉｎｅの松本亜樹子理事長は「最初の子だけでなく、二人目の不妊に悩む方もいる。いつ妊娠できるか分からない中で、助成回数が六回に減ったことが、不妊の一因とされるストレスにつながるのではないか」と指摘。妊娠や不妊に関する啓発活動や相談センター事業の充実を求めている。

赤星さんも当初、不妊治療をめぐる情報が少ないことに戸惑った。こうした現状を変えようと、実体験をイラストでコミカルに明るく紹介している。

「おおっぴらに話すことがはばかられる雰囲気があるけど、敷居を少しでも下げたい。知らないことには動けないので」と話す。

三、出産先送りに警戒感
将来に備えて卵子凍結

健康な未婚女性が将来の妊娠に備えて、卵子を凍結保存する方法が注目を集めている。がんなどの治療で損なわれる卵子を残す医学的な理由で始まったが、日本生殖医学会は二〇一三年十一月、晩婚化など社会的な理由で健康な女性が卵子を凍結保存することも容認する指針を正式決定した。

一方で、妊娠時の年齢が上がると合併症や早産の危険性が高まるとされる。専門家は「卵子の凍結が妊娠や出産の先送りにつながらないよう十分な説明が必要だ」と警戒している。

✽可能性を残したい

「体外受精の治療を受けた三十九歳の女性の出産率は十パーセントだが、たった二年後には五パーセントになってしまう。卵子の老化で流産率は加速度的に高まる」

一三年九月下旬、東京都内のビルに集まった女性約五十人は、卵子凍結事業を営む「リプロセルフバンク」の香川則子所長（三六）の言葉に聞き入った。

卵子凍結を検討しているという未婚の女性会社員（三九）は「ある日『もう産めない』と言われたら、耐えきれるだろうか。後悔しないよう、できる限り可能性を残したい」と話す。

リプロセルフバンクでは、十月中旬時点で二十三人分の卵子を保管している。凍結時の平均年齢は三十六・五歳。提携する婦人科病院が採卵し、バンク側が凍結する。

卵子十個を凍結する場合、全身麻酔と三泊四日の入院、卵子の凍結や保管などで八十五万円程度かかる。保管できるのは五十歳まで。卵子を解凍して体外受精した例はまだない。体外受精は別の医療施設で行う。

✽出産率十パーセント

自身も卵子を保存しているという香川所長は「卵子老化に焦り、怖がっている三十代の女性に落ち着いてもらうための手段の一つだ。自然妊娠などによって、凍結卵子を使わずに済むなら、そのほうがよい」と話す。

米生殖医学会が千八百人の女性を対象にした調査では、凍結卵子を使った体外受精の出産率は約十パーセント。凍結時の平均年齢は三十四歳で、三十歳以前に凍結した卵子で妊娠した割合は、四十歳以降の卵子の約二倍高かった。

日本生殖医学会の指針案をまとめた石原理・埼玉医大教授によると、欧米の学会では一二年から加齢を理由にした卵子凍結も認める方針が公表された。

「日本でも実施に前向きな施設が出てきた。だが、どこでどのぐらい行われているのか、データがない。安全に行うための態勢整備を急ぐ必要があった」と話す。

一方で、石原教授は「データは乏しいものの、いくら卵子が若くても母体が高齢化すれば、早産率が上がると考えられる。妊娠高血圧症候群や前置胎盤などの合併症も増えるのではないか」とした上で「生殖に最も適した二十五～三十五歳に出産するほうが、科学的な合理性がある」と強調する。

日本産科婦人科学会倫理委員長の苛原稔・徳島大教授も「四十三歳ぐらいを超えて妊娠すると、

合併症の発生が増加する。妊娠を先送りすることになるのが一番怖い」と指摘。「女性が最も生殖に適した時期に産み、子育てできる社会を並行してつくっていかないと問題は解決しない」と話す。国内では凍結卵子を使った妊娠例が少なく、施設によって技術に差があるのも課題で「成功率などの情報開示を含め、女性の切実な気持ちに応えられるよう丁寧な説明が求められる」という。

第三章　卵子提供編

一、卵子求め海外へ
ドナーに謝礼金

東京・新宿のホテル高層階にあるスイートルームは、街の喧噪と隔てられ、静かだった。

「プライバシーを守るために、相談会はここで個別に開いています」

米ロサンゼルスに拠点を置く卵子提供エージェンシー代表、岡垣穣二（三九）は数カ月に一度来日し、提供を受けたいと望む夫婦の相談に乗る。一組九十分。五日間に約三十組が岡垣に会いに来る。

✽日本人留学生が提供

病気で卵巣機能が低下したり、年齢的に妊娠が難しかったりする女性が第三者から卵子をもらい、夫の精子との体外受精で妊娠、出産を目指す。野田聖子衆院議員が米国で提供を受け、二〇一一年に五十歳で出産したことで注目された。

患者と卵子ドナー（提供者）、現地医療機関を取り持つのがエージェンシーだ。岡垣がこの事業を始めたのは〇四年。これまでにロサンゼルスとハワイで計約千六百人が岡垣の仲介で卵子提供を受けた。その約八割が日本人女性だ。

料金はロサンゼルスで約三万三千ドル。渡航費用と宿泊費も加えると、卵子提供を一回受けるのに必要な費用は総額四百万円ほどになる。ドナーの大半は米国に住む二十代の日本人留学生で、百人以上が登録。謝礼金は提供一回につき六千〜七千ドルだ。

岡垣は「人助けをしたいという意思の強い人がドナーになる。採卵のため学校を休まなければならないこともあり、アルバイト感覚ではできない」と説明する。

✽年間千人近く渡航か

厚生労働省研究班が一二年度に実施した調査では、主に海外で卵子提供を受け、日本で出産した女性の平均年齢は四十五・二歳。推計で年間三百〜四百人の子どもが生まれており、増加傾向がみられる。研究班の吉村泰典慶応大教授は「妊娠率を考えると、年間千人近い女性が卵子を求めて渡航している可能性がある」と指摘する。

米国だけでなく、費用が安いタイなども卵子提供の舞台だ。

アジアを中心に、代理出産や卵子提供の実態を調査している金沢大の日比野由利助教によると、タイ人ドナーに支払われる謝礼金は十万円程度。現地の主婦が生活費や子どもの教育費を、学生が学費を稼ぐための「割のいいアルバイト」になっている。

✽とりで

岡垣に会いに来るのは、日本で十年近く不妊治療を続けた夫婦が多い。自分の卵子と夫の精子で何度も体外受精を試みては失敗し、たどり着く最後のとりで。

だが、岡垣は「とりではこれだけじゃない」と強調する。夫婦二人での人生や、養子縁組といろんな選択肢があっていい。

「不妊で悩む人たちが納得のいく人生を送ってほしい」

卵子提供もあくまで、その選択肢の一つなのだと言う。

＊＊＊

体外受精技術は、第三者からの卵子提供による妊娠、出産を可能にした。夫婦が対象の一般的

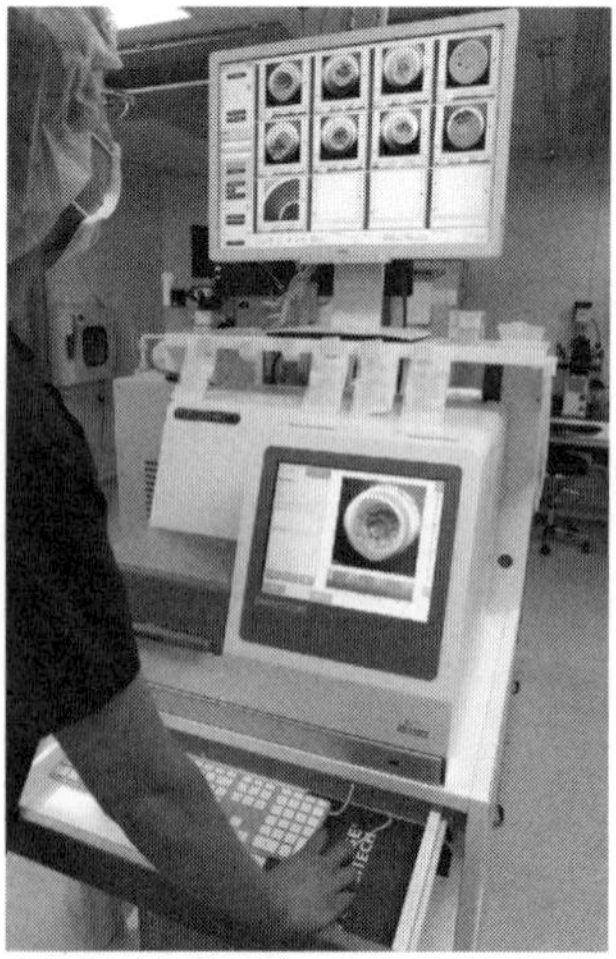

夫婦間の体外受精で作られ、培養器に収められた受精卵を映し出すモニター（記事の内容とは関係ありません）＝東京都港区の京野アートクリニック高輪

な不妊治療と本質的に異なり、親子関係をめぐる問題が提起されている。卵子を求めて海を渡る人、国内で姉妹から提供を受ける人。それぞれの姿を通じ、新しい時代の生殖医療を考えたい。

二、容姿や学歴、性格まで手にした百枚の〝履歴書〟

井上美希（四〇）＝仮名＝は、岡垣が米国で営む卵子提供エージェンシーに相談した一人だ。最終的には、その二年後の二〇一一年、東京に事務所を置く別のエージェンシーを選んだ。高額の費用を月々の分割払いにできるのが理由だった。

✽三人の候補

「じっくり見て選んでくださいね」

女性スタッフに渡されたA４サイズのファイルには、ドナーのプロフィールが書かれた〝卵子の履歴書〟が百枚ほどあった。

事務所の応接室で一人にされた美希は、ファイルにある日本人女性の写真を食い入るように見つめた。容姿や年齢、学歴、家族構成、それに性格面の長所と短所まで書かれていた。

「こんなにいるんだ」

この中の誰かに卵子をもらうことになる。

「私に似た感じの人がいいな」

子どもが生まれてきた時、全く似ていなかったら周りに気づかれてしまうから。

同じ血液型、肌が白くて、まじめそうで……。しばらく迷ったが、美希が住む九州地方の大学の卒業生をはじめ、何となく親近感を持った三人を候補に選んだ。

✽先天性の病気

美希が自分にターナー症候群という病気があると知ったのは〇五年、三十二歳の時だ。同い年の陽介＝仮名＝と結婚して間もなくのことだった。

ターナー症候群は、二本ある女性の性染色体の片方が全くないか、一部が欠けているなどの原因で身長が伸びなかったり卵巣機能が低下したりする。妊娠は難しいケースが多いが、人によって症状はさまざまだ。

美希の場合、二十六歳で生理が止まり、大学病院で「自然には妊娠しにくい体質」と言われた。陽介からプロポーズされた時、そのことを伝えると「子どもが欲しくて結婚するわけじゃない。今は医学も進んでいるから大丈夫」と言ってくれた。

美希は結婚後すぐ不妊治療クリニックを訪ねた。医師の指示で大学病院からカルテを取り寄せると、ターナー症候群と記されていた。当時、病名を告げられたのだろうか。記憶を探ってもはっきりしない。

✽ローンでの支払いも可

「卵子提供しかない。提供してくれる人がいればの話だけど」

姉妹や知人からの卵子提供を実施しているクリニックの医師は、美希の病名を知ると事もなげに言った。

「ほかに方法があるはず」と、不妊治療で有名な産婦人科をいくつか回った。でも、どこも答えは同じ。画像検査では、卵巣は見えないくらい小さかった。

「自分の卵子では駄目なんだ」

三十五歳を過ぎたころから美希の心は卵子提供に傾いていった。

四十歳になる前に何とかしたい。しかし、日本語が通じない海外での治療への不安は大きかった。

あるクリニックで岡垣のエージェンシーを紹介され、話を聞きに行った。

不安は少し解消されたが、提供を受けるには四百万円ほどが必要だと知った。すぐに用意できる金額ではない。

美希はインターネットで情報を集めた。

「ローンでの支払いも可能」という別のエージェンシーを見つけた時、「それだったらできるかな」と思った。

陽介も「働いて何とか返していけるか」とうなずいた。

三、血がつながらなくても私にはこれしかない

美希が米国で卵子提供を受けたいと伝えると、陽介の母親はしばらく黙った後、こう尋ねた。

「お姉さんから、もらえないの？　やっぱり血のつながりがあったほうが、いいんじゃないかしら」

美希は、子どものいる姉には頼みたくなかった。

「姉から卵子をもらって生まれてくる自分の子は、姉の子のいとこに当たるけれど、実際はきょうだいなんて……すごく複雑になってしまう」

そう説明すると、納得した様子で「私もやっぱり孫は欲しいし、応援する」と言ってくれた。

陽介は一人っ子だ。不妊に悩んできた美希には「孫を楽しみにしているお義母さんに申し訳ない」という気持ちもある。

美希は実の両親や姉には、卵子提供のことは話していない。「そこまでしなくても」と絶対に反対されるからだ。

時々頭をよぎるのは、年を取ってひとりぼっちになった自分のこと。子どもがいない人生は寂しすぎる。

「私にはこれしかなかった」と美希。

「卵子提供を受ければ、間違いなく自分のおなかの中で育って、だから自分とは血がつながってなくても本当に自分の子なんです」

✽ドナーには一度も会わず

二〇一一年七月、美希はまず一人で渡米し、エージェンシーと提携するクリニックで検査を受けた。八月末から九月初旬、提供された卵子と、夫の精子による体外受精のため、今度は陽介と一緒に渡米した。

ドナーは、リストの中から美希が選んだ日本人女性三人のうち二十九歳の女性で、先に米国に入り、採卵の準備をしている。

提供を受ける側の美希が、ドナーに会うことは一度もない。体外受精でできた受精卵二つが、美希の子宮に移植された。

帰国後、地元の産婦人科を受診した。卵子提供による体外受精は妊娠の確率が高いと聞いていたから、お産を考えてのことだ。検査では妊娠を示す反応がわずかにあった。だが、その一週間後に出血してしまい、そこまでだった。

翌一二年夏、ドナーを選び直し、再び米国に渡って卵子提供を受けた。若くて健康なら、学歴なんかどうでもよかった。今度のドナーは二十代前半の女性で、受精卵が六つできた。二つを移植し、残りを凍結保存した。

妊娠反応は出たが、その後、子宮外妊娠の可能性があると医師に言われ、人工流産の手術を受けた。一三年二月にも渡米し、凍結してあった受精卵を移植したが、やはりうまくいかなかった。

「私みたいに三度も移植を受けた人なんていないいんじゃないかな。意地です、もう」

「次の目標がなければ、生きる気力を持てなかった」

かかった費用は八百万円を超えた。月々の支払いは約六万円。ほかに住宅ローンもある。貯蓄はほとんど使い果たした。それでも美希の気持ちは変わらない。

「結婚したら子どもが欲しいのは当たり前。理屈じゃない」

十一月からフルタイムで働き始めた。治療費をため、四度目の移植に挑戦する。

四、子どもはできないんだよ
交際半年、告げた真実

海外で卵子提供を受ける人が増える一方、国内で姉妹から卵子をもらう人もいる。米国に渡った美希と同じターナー症候群の女性が、実名で取材に応じた。

熊本市の山下真澄（四二）だ。妹から提供を受けるまでの道のりを、彼女は語り始めた。

遊びに来た。交際が始まって半年。結婚を望む相手だから、自分のことを隠さず話しておきたい。

その思いに突き動かされ、真澄は口を開いた。

十年前の二〇〇三年四月、当時住んでいたアパートに、後に夫になる亮太（四一）＝仮名＝が

✽頭一つ分、背低く

「私ね、子どもができないんだよ」

幼いころから友達の輪の中で、いつも頭一つ分、身長が低かった。十歳のころ、心配した母親に連れられ大学病院で診てもらい、理由が判明した。

ターナー症候群の女性はあまり背が伸びず、大人でも百四十センチ前後の人が多い。卵巣の未発達や機能不全のため、妊娠することは難しい。母親はまだ子どもだった真澄に、そうした事実を知らせなかった。

高校入学後、成長ホルモンの注射を打つようになり、卒業後は女性ホルモンの服用も始めた。真澄はそれぞれ「背が伸びる薬」「生理を起こす薬」と説明されていた。

自分の体のことをきちんと知ったのは二十三歳の時。

親元を離れ熊本市で就職し、社員寮に住んでいた。かかりつけの病院で久しぶりに受診した際に、看護師から「ターナー症候群の当事者の集まりがあるので、ぜひ来てくださいね」と言われ

た。

事情をのみ込めない真澄に、医師がいろいろと説明してくれた。

病気のこと、それが背の伸びない理由であること。真澄には卵子がなく、子どもができないことも。頭の中が真っ白になった。

✽誕生日の京都旅行で

アパートでの真澄の打ち明け話を、亮太は黙って聞いた。

真澄とは友人の紹介で知り合った。初対面の女性との会話は苦手なのに、すぐに打ち解けることができた。間もなく交際を申し込んだ時には「いつか結婚しよう」と決めていた。

思い返すと、小さな違和感はあった。

普段の会話で何げなく将来のことを口にした場面。

「子どもができたら、どんな性格かな。何が得意だろう」

真澄はそうした話題を避けるような様子で乗ってこなかった。

告白は重いものだった。亮太は考え込んだ。たった一人の兄にも当時はまだ、子どもがいなかった。真澄と結婚することになれば、自分の両親から孫を抱く機会を奪ってしまうかも。親にとって残酷な選択をしようとしているのか。

一週間、揺れ動いた。仕事をしていても上の空だった。自分と真澄にとって、幸せって何だろうと考えた。「二人なら乗り越えていける」やがて、そう確信した。

〇四年夏、真澄の誕生日に合わせて旅行した京都で亮太は結婚を申し込んだ。

真澄に一番伝えたい気持ちを言葉にした。

「子どもができないという理由で、俺は絶対に別れたりしないから」

✿断ち切れない思い

真澄は亮太とともに、病院で医師と向き合っていた。

〇四年に結婚して二年、子どもを授かる可能性が少しでもあるのか、検査結果を聞きに来た。

「出産自体は可能ですが卵子は見つからず、元になる細胞もありません」

医師の説明は、夫婦二人の子をつくるのは不可能だということを意味していた。

「子どもがいない人生を受け入れなければ」

真澄は思いを断ち切れないまま、何度も自分に言い聞かせた。

四十歳の誕生日が過ぎた一一年秋、病院で開かれたターナー症候群の当事者の会に、いつものように亮太を誘って参加した真澄は、医師の講演で出た話に驚かされた。

「いま一部の医療機関では、条件を満たせば卵子提供が受けられます」

横に座る亮太と顔を見合わせる。興奮を抑え、さらに続く説明に聞き入った。

不妊治療の実施施設でつくる日本生殖補助医療標準化機関（JISART）が〇八年にガイド

ラインを策定し、姉妹や知人からの卵子提供による治療が始まっているという。

提供者の要件は、既に自分の子どもがいること、夫がいる場合は同意が必要なことなど。年齢は原則三十五歳未満だが、場合によっては四十歳未満も認められる。

「私には、提供者になってくれるかもしれない人がいる」

真澄は、当時三十七歳だった妹の純子＝仮名＝のことを思い浮かべた。

✤かなうと思っていなかった夢

講演を聞いた真澄は、妹に電話をかけた。

「あなたからなら卵子をもらえるんだって。私、子どもができるかもしれない。お願いできないかな」

純子の気持ちは揺れた。卵巣に針を刺して採卵することへの不安があった。一方で、子どもができず姉が悩んでいたことはよく知っている。

純子が子育てで大変な時、いつも姉が手伝ってくれた。テレビ番組に合わせて子どもと歌ったり踊ったりする姉は、本当に楽しそうだった。

その姉が子どもを授かれるかもしれないと喜んでいる。またとないチャンス。できることなら何でもしてあげたい。純子は「いいよ」と短く伝えた。

その後、自分の卵子で姉夫婦の子どもができることに違和感を覚えたこともあったが、姉と話し合い、生まれるのはあくまで姉夫婦の子だと受け止めることができた。

真澄は、卵子提供の実施医療機関でのカウンセリングで、子どもに事実を伝えることの大切さに気づかされた。

幼いころはやさしい言葉で。成長に合わせて表現を変えながら、何度でも。

「大事なことを隠されていたと子どもが感じないようにしてください」

そう言われ、はっとした。自分の病気のことを二十代になるまで知らず、ショックを受けた真澄は「子どもに同じ思いをさせたくない」と言う。

二〇一三年十月下旬、体外受精でできた受精卵が真澄の子宮に移植された。受精卵はもう一つ、凍結保存してある。

「可能性を感じられること自体が幸せです」

かなうと思っていなかった夢に、もう少しで手が届くところまで来た。

五、生まれてからが始まり　家族の幸せ、子ども自身も

第三者からの卵子提供を、必要とする多くの女性が受けられるようにしたい。

「長年願ってきて、自分が突破口になればと思った」

一三年一月、岸本佐智子（四九）は、自宅がある大阪市から上京して開いた記者会見で、そう語った。

早発閉経やターナー症候群などで卵巣機能が低下した女性のために、卵子のドナー（提供者）を募り、夫の精子との体外受精を橋渡しする「卵子提供登録支援団体」（OD-NET、神戸市）の設立会見。代表に就いた岸本の胸中には、不安が渦巻いていた。

ボランティアでの提供者なんて本当に現れるのだろうか。応募はゼロで、非難の的になるだけかもしれない……。

✽当事者の声を届けたい

岸本の娘は幼いころ、ターナー症候群と診断された。情報は少なく、悩みを相談できる仲間もいない。診断直後は、娘の将来への不安から落ち込むこともあった。

ある日、デンマークの患者団体の女性代表が来日したことを伝える新聞記事を読み、その女性の「日本にも当事者団体が必要だ」という発言に心を動かされた。

「自分のためだけでなく、人のために何かできる人生を送りたい」

岸本が中心となって患者や家族の集まりを開き、一九九三年にひまわりの会を発足させると、全国から相談が寄せられた。講演に飛び回り、各地で患者会がつくられた。

国内で姉妹間での卵子提供が行われ、子どもが誕生したことが明らかになったのは九八年。倫理面の議論が湧き起こり、岸本は国が設置した専門部会の委員に選ばれた。

「当事者の声を届けたい」

そんな気持ちで議論を続け、〇三年にまとまった報告書には「提供を受けなければ妊娠できない夫婦に限って、提供卵子による体外受精を受けることができる」との項目が盛り込まれた。ひまわりの会発足から十年、一つの到達点だった。

✿進まない法整備

しかし、いつまでたっても生殖医療の法整備は進まず、当事者は置き去りにされたままだ。海外で提供を受けるには高額の費用がかかる。国内の一部の医療機関で姉妹らから提供を受ける人もいるが、提供者がいなければ、その道も閉ざされてしまう。

「子どもは諦めるしかないのか」患者の切実な言葉が胸に響いた。

一三年一月の会見後、岸本の不安を吹き飛ばすように「提供したい」という女性からの問い合わせが相次いだ。九月時点で選定基準を満たし、ドナー登録されたボランティアは二十人。提供を受けたいと望む女性とのペア十組が決まった。採卵や体外受精など治療開始に向け、準備が進む。

相談への対応や講演で忙しい岸本だが、夕食は自宅でほぼ毎日作り、家族と食卓を囲む。テレビを見ておしゃべりを楽しみ、社会人になった娘から仕事の話を聞く。

最近、海外で卵子提供を受けて子どもをもうけた女性に会う機会があり、抱かせてもらった赤ちゃんは愛らしかった。

家族の幸せがそこにあるのなら、卵子提供という選択肢は間違っていない。大事なのはどう親子関係を築き、生まれてくる子ども自身が幸せな人生を送れるようにするかだ、と岸本は言う。

「『子どもが生まれて良かった』ではなく、生まれてからが始まりです」

六、遺伝上の父、捜し続けて「自分は何者なのか」

卵子提供を橋渡しする岸本らの活動に、複雑な思いを抱くのは横浜市の医師、加藤英明（三九）だ。

彼の場合は、卵子ではなく、第三者から提供された精子を使っての人工授精で生まれた。非配偶者間人工授精（ＡＩＤ）と呼ばれるこの治療は、男性側に不妊原因がある場合の解決策として、国内では一九四〇年代末に始まった。六十年以上の歴史があり、これまでにＡＩＤで生まれた子どもは一万人以上いるとされる。

父親と血がつながらず「自分は何者なのか」と自問し続ける加藤は、生殖医療で生まれた子どもの立場から、出自を知る権利の大切さを訴える。

✽百五十人分の顔写真

ぼろぼろになった名簿のコピーには慶応大医学部卒業者の氏名や卒業年が記され、あちこちに地名などが書き込まれている。きちょうめんそうな、丁寧な字。加藤が調べて分かったことをメモしたものだ。

慶応大病院はＡＩＤの一大拠点として知られ、彼の両親もここで不妊治療を受けた。

加藤がノートパソコンを開く。

呼び出した画面には男性の顔写真が並んでいた。全部で約百五十人分。医師として勤務する病院のホームページや新聞記事、学会誌などから集めた。

「慶応の卒業生の中に、遺伝上の父がいるはずなんです」

加藤はその男性を、捜し続けている。

✽偶然知った真実

「少しおかしいですよね」

検査結果を手にした女性検査技師が小声で話しかけてきた。

加藤が、横浜市内にある大学の医学部五年生だった二〇〇二年十二月のことだ。臨床実習で、自分と両親の血液を採って白血球の型を調べた。

結果を見て自分でも分かった。父親との間に、遺伝関係はない。僕は養子なのか。親に確かめたかったが、すぐには切り出せなかった。数日後、父の帰りが遅く、家に母しかいない時に尋ねた。

「お父さんと血がつながってないみたい。心当たりある？」

母は言葉に詰まって考え込んだ後、ぽつり、ぽつりと話し始めた。子どもがずっとできなかったこと。ＡＩＤを受けるために月一回、二年近く慶応大病院に通ったこと。

「何を言ってるんだろう」加藤は意味が分からず、疑問が次々に湧いた。

「勝手にこんなこと調べて……。もうこれ以上、話すことはない」母はそう言うと口をつぐみ、ふて寝してしまった。

加藤は仕方なく、風呂に入った。今まで父親だと思っていた人は、遺伝上の父ではなかった。「どこの誰だか分からない人の子どもだなんて」なぜ今まで気づかなかったのか。自分の間抜けさを責めた。二十九歳の誕生日はこうして終わった。

体の半分が、名も知れぬ誰かでできている。

「自分が自分でないような正体の知れなさ、宙に浮いているような居心地の悪さ……。この感じは言葉では表現しようがない」

幼いころ、両親と旅行に行った時の写真をふと思い出した。あれは偽物だったのか。

✽自分の中の大きな空白

遺伝上の父が誰なのか分からず、思い悩んだ加藤は、在籍していた大学医学部の教授に相談した。

「だったら、この人に会いに行くといい」

教えられたのは、慶応大病院でＡＩＤに長く携わった飯塚理八医師（故人）。加藤はすぐに訪ねた。

初対面の相手は困惑した様子もなく、堂々と言った。

「前にも君のような人が来た。提供者は、私の目の届く健康な学生を選んでいるから問題ない」

権威ある医師の地声の大きさに圧倒された。次に訪ねた時には「飯を食いに行こう」と誘われ、飯塚の好物だというトンカツを一緒に食べた。

結局、精子を提供した人物が誰なのかは分からずじまいだったが、当時、慶応大医学部の三〜六年生が提供していたことだけは聞き出せた。

自分の生まれ年から、遺伝上の父の可能性がある医学部生の卒業年次を絞り込んだ。住所を調べ、手紙を書き、一人ずつ訪ねた。自分の中の大きな空白を埋めたかった。

「私は提供していない」

「子どもができることを考えて自分はしなかった」

十五人ほどに会ったが、空振りに終わった。

✲動揺しなかった父

加藤は家で「お父さん」と呼べなくなった。父親がＡＩＤのことをどう考えているかも聞けないままだった。

二〇〇三年に遺伝上の父を捜し始めた加藤は、頼まれて講演もするようになった。生殖医療の当事者として、子どもの声を社会に発信しなければと強く感じていた。ただ、自分の名前を明かすことはなかった。

ある会場で質問が出た。

「あなたはなぜお父さんと直接、話をしないのか。あなたが黙っているのも、親に対して隠しているようなものでは」

その通りだと加藤は思った。家に帰り、意を決して真正面から尋ねた。

「僕と血がつながっていないよね。知ってた？」

「そんなことは知っている」

少しも動揺した様子を見せず、父はさらりと答えた。

加藤ははっとした。

「あなたは僕のお父さんじゃありませんよね、と聞く。それ自体が親子関係を否定することだと思っていたけど、そうじゃなかった。僕の中にこそ『血がつながっていないと親子じゃない』

みたいな考え方があった」

加藤はその日から、前と同じようにお父さんと呼べるようになった。

✿いつか名乗り出てくれるかも

長きにわたり、匿名原則が貫かれてきたＡＩＤ。精子を提供した人間の情報は一切明かされず、第三者の精子で生まれたという事実が、親から子どもに進んで伝えられることも従来はほとんどなかったという。加藤のように成長してから偶然知り、傷つく人もいる。

加藤は親元を離れて生活を始めたのを機に、三年ほど前から講演やメディアの取材で実名を明かすようになった。

「匿名のままでは加担することになるから」

これから生まれる子どもたちが、自分と同じ目に遭わないようにと願う。

卵子提供も同じだ。子どもが事実をありのままに伝えられ、遺伝上の父や母がどんな人間なのか知る。自分のルーツを確認する。そうしたことが、アイデンティティーの確立に欠かせないと加藤は考える。

それに、自分が顔と名前を出せば、六十歳を過ぎているはずの遺伝上の父が名乗り出てくれるかもしれない。そんな淡い期待もある。

第四章　必要な支援とは

一、子どもつくる意味、自問
体験、記事に重ね合わせ

技術が高度化し、命の誕生に人の手が深く関わるようになった生殖医療。不妊に直面し、ゴールが見えないまま治療を続ける夫婦の葛藤と選択を描いた記事に、自身の体験を重ね合わせた読者から感想が寄せられた。

✻折れそうな心

二年ほど前から不妊治療に通っているという女性は「同じ悩みを持つ方の記事を読み、胸がいっぱいになり涙が止まりませんでした。いまだに妊娠には一度もたどり着けていません。まだ若いと言われますが、心が折れそうな日々です」と胸中を明かし、それでも「記事に勇気をもらい、主人と将来のわが子のために前進しています」と書いた。

別の女性も「もう何度も失敗しているのに、わずかな希望を持ってしまうもので、生理が来るたびに喪失感でいっぱいになります。旦那に自分の子どもを抱かせてあげられないという自責の念で、苦しい」と切実な思いを吐露し、「不妊治療はお金も、心も体もすり減らす。私たちのように苦しむ夫婦が増えないよう祈っています」とつづった。

✽もう少し、頑張る

山梨県の女性（三三）は、不妊治療を始めて三年が過ぎたという。

「あっという間とも思うし、長いなーとも感じます」

仕事をしながら治療に通う日々だ。

「遅刻、早退などで配慮してもらっていますので、とても恵まれた環境です。仕事を抜けることも多いのでオープンにせざるを得なかったという事情もありますが、今ではそうしてよかった、孤立感も少なくていられると感じます」

「夫と乗り越えてきた三年はとても大切な時間です。いろいろなことを深く話し合い、うれしいことも、悲しいことも支えてもらいました」とも記し、こう結んだ。

「友達の出産報告に焦ったり、何げない一言に傷ついたり。いろいろありますが、もう少し頑張ってみたい」

✿消えぬ迷い

高知県の女性（四〇）は「数年前まで不妊治療の当事者でした。記事に登場される方々に、かつての自分を重ね合わせております」と書いた。

「ひとまず治療を『卒業』したつもりではおりますが、このまま完全に諦めてしまって本当に良いのか、迷いが消えてはいません。妊婦さんや赤ちゃん連れの人を見ると複雑な気持ちが湧き上がってくることに、自分でも驚く毎日です」

記事に登場した医師が、体外受精を受けようとする夫婦に「子どもをつくることにどういう意味があるのか、考えてほしい」と語りかける場面が印象に残ったようだ。

「当事者だけに向けられた宿題とは思いませんが、それを自問する機会を与えてくれたという意味で、不妊に向き合えたことは無駄ではなかったと感じています」

二、治療以外の選択肢も提示を 多様な家族観認める社会に

不妊治療を受ける夫婦に必要な支援とは何か。生殖医療の現場でカウンセラーを務める立命館大客員研究員、荒木晃子*さんに聞いた。

＊＊＊

生殖医療の技術が進み、患者がそれにしがみついて引きずられていく。医療側も、患者がこぼれ落ちないよう後ろから押していく。不妊治療をめぐる現状は、そんな構図になっています。技術が進んでも患者の悩みは変わりません。それは、不妊治療によって百パーセント妊娠できるという保証がない一方、四十代、五十代と年齢が進んでも妊娠する可能性はゼロにならないからです。

前しか見えない状態で、目の前にぶら下げられたニンジンめがけて走る馬。生殖医療が持つ可能性をニンジンだとすると、それを追いかける馬はかつての私です。

二十九歳の時から五年間、治療を受けましたが、排卵誘発剤で卵巣が腫れた際に投与された抗生物質の副作用で、皮膚や粘膜がやけどのようにただれるスティーブンス・ジョンソン症候群を発症し、諦めました。

当時は、不妊治療について相談できる人はほとんどいなかった。でも今は不妊専門の認定看護師や、カウンセラーがいます。患者の膝がかくっと折れそうな時にしっかりと支え、立ち上がるためのつえになる仕事です。

不妊治療ではカップルが人生の方向を選び、決めていく「患者力」も求められます。二人が十分なコミュニケーションを取り、いつまで、どこまで治療を受けるかプランを立てることが大切です。どこかで治療に見切りをつけ、患者であることをやめるのも患者力の一つ。患者が「治療をやめようかな」と言い出せる医療側の姿勢も求められます。

私は、治療に入る前に他の選択肢も提示することが重要だと思います。養子縁組や里親になることについての手続きも含めて紹介したり、実際に乳児院に行って子どもと会う経験をしてもらったり。子どもを迎え、育てるには治療以外の選択肢もあることを最初に知ってもらう。

二〇一〇年には、不妊に悩むカップルが子どもを迎え、家族をつくるのに必要な情報をまとめた冊子『ファミリー・ａｉｍ・パスポート』を作成しました。治療のことだけでなく、養子縁組に関する事柄も記載しており、私が勤務する松江市の内田クリニックでは初診時に渡しています。子どもを望むカップルのために、医療機関や行政、児童相談所、乳児院が連携し、スムーズに橋渡しできるよう定期的に家族支援のための勉強会も開いています。

生殖医療をめぐっては、卵子提供での出産のように、遺伝的なつながりを基本とする従来の親子関係とは異なる形が生じるようになりましたが、家族とは何か、法制度はどうあるべきかといった議論は進んでいません。

生まれてくる子どもの幸せを考えるのが出発点です。多様な家族観を認め、遺伝的なつながりにこだわらない社会になってほしいと思います。

＊あらき・あきこ……一九五七年、福岡県生まれ。専門は不妊心理臨床、家族社会学。著書に『Ａ子と不妊治療』

第三部 生みの親・育ての親

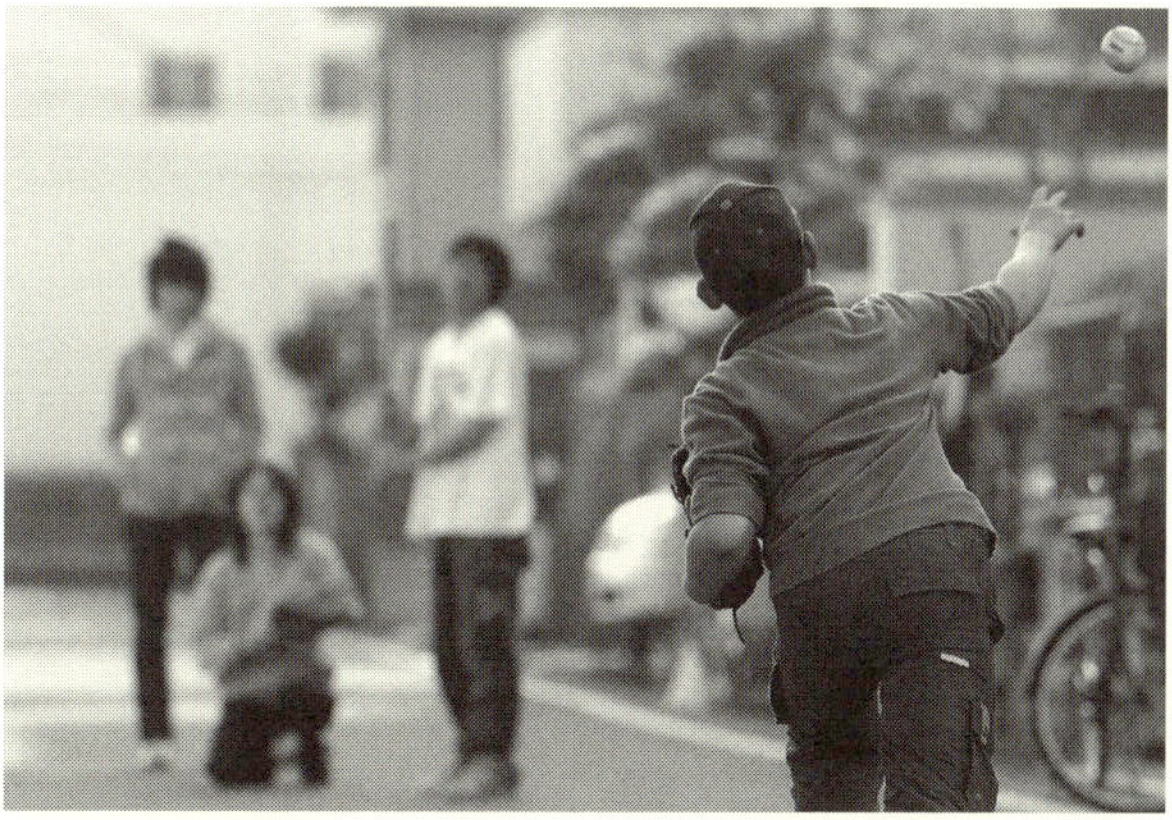

野球が好きな四男がピッチャー、バッターは三男。藤田家の自宅前で歓声が響く（197頁）

第一章　親になりたい

一、「命は選べない」
どんな子も受け入れて

二〇一三年十二月、東京駅近くにあるビルの一室に、東北から沖縄まで各地から足を運んだ約五十人の男女が顔をそろえた。特別養子縁組[注]で子どもを迎えたいと考える夫婦への説明会。主催した藤田雄一（六二）が口を開く。

「私たちの一番の目的は子どもの命を守りたい、産む女性の心と体を守りたいということです」愛情に包まれた家庭で子どもを育てることの意義を強調し、会場を見渡しながら「皆さんの出番です」と語りかけた。

✽子どもを欲しいと思うのはエゴ？

子どもを望む夫婦と、親が育てられない赤ちゃんを取り持つ活動に約二十年前から携わる。自身も特別養子縁組で三人の子の親になり、他に二人の子の里親でもある。

「私たちはうその親ではありません。本当の親なんです」

実体験を踏まえた藤田の話に参加者は引き込まれていった。

会場にいた小泉まどか（四一）は、「子どもを選ぶならお断りする。命は選べない」との藤田の言葉に気持ちが揺れた。

「選ぶつもりはない。でも赤ちゃんに重い病気や障害があったら……。本当に受け入れられるかな」

夫の伸司（五一）は、若いころに交通事故に遭った。下半身に障害があり、自然に子どもを授かることはできない。夫婦二人での人生を考えていたまどかだったが、結婚して一緒に暮らし始めると子どもが欲しくなった。

看護師をしているまどかは、乳幼児の健診を担当することが多かった。抱っこした赤ちゃんのぬくもり、親にしか見せない特別な顔。自分にはかなわない夢だと思うと、生まれて初めて他人をうらやましいと思った。

不妊治療をしたらどうだろう。でも、子どもはできないものと諦めている夫に協力を頼むのは、負担をかけるようで申し訳ない。

「そこまでして子どもを欲しいと思うのは、私のエゴなの？」

そう思うと、なかなか自分の気持ちを口にできなかったが、結婚から五年、まどかは自分の三十七歳の誕生日に手紙を渡した。伸司はその場で読み「可能性があるなら、やってみてもいいかな」とうなずいた。

夫婦は体外受精に八回挑戦。第三者の提供精子を使った非配偶者間人工授精（ＡＩＤ）も試みたが、結果は出なかった。

二〇一三年秋。「これからどうするの」と伸司が聞いてきた。年齢を考えると、不妊治療にかけられる残り時間は少ない。

「養子縁組を考えてみないか」

夫の提案に、まどかも賛成した。ＡＩＤを選んだ時点で、血のつながりにはこだわらないと決めていた。

「親になりたいという気持ちがあれば、子どもと向き合っていける」

✿これが最後の望み

「どんな子でも受け入れられますか」

藤田の問いに、伸司は自分の気持ちを探る。もし障害があったら育てるのは大変だろうし、子どもの人生にも苦労がついて回るだろう。それは身をもって知っている。

「でも苦労と不幸は違う」そのこともまた、確信している。

まどかには不安もあるが、親になりたいという気持ちは強い。

「本当にこれが最後の望み」

赤ちゃんを胸に抱ける日を心待ちにしている。

＊　＊　＊

血のつながりがなくても絆があれば。そんな思いで養子を迎えたいと望む夫婦。さまざまな事情で子どもを手放さなければならない生みの親。特別養子縁組を仲介する藤田の活動を通じ、親子のありようを考えたい。（第一章の登場人物はいずれも仮名）

注「特別養子縁組」　原則として六歳未満の子どもを養父母と縁組する制度。実親との親子関係がなくなり、戸籍上も実子と同じ扱いになる。望まない妊娠など親が育てられない事情があり、家庭裁判所が子どもの利益のために必要と認めれば成立する。最高裁によると、二〇一二年の成立件数は三百三十九件。これとは別に、養育を必要とする子どもを家庭で育てるため、児童福祉法に基づく里親制度がある。厚生労働省によると、一二年度末時点で里親に委託されている子どもは約四千五百人。一方、乳児院や児童養護施設で暮らす子どもは約三万一千人となっている。

二、四十五歳、母になりたい
面談四時間、不安も吐露

藤田が特別養子縁組を希望する夫婦を対象に二〇一三年十二月に開いた説明会。最前列には加藤恵美（四五）と、夫の洋介（五〇）の姿もあった。

✿友人夫婦宅で

恵美は化学メーカーに勤める。大学院を出て入社したのは一九九〇年代後半。当時まだ珍しかった女性研究員として試験管とにらめっこし、夜遅くまで残業する日々が続いた。

会社員の洋介と結婚したのは三十歳の時だ。

「いつか赤ちゃんができればいい」そんな思いはあったが、共働きの夫婦が平日に顔を合わせる時間は少なく、子宝に恵まれないまま時間だけが過ぎていった。

恵美は三十五歳で不妊治療を始め、体外受精を重ねた。だが仕事のストレスもあってか、うまくいかない。互いに衝突を避けるため、夫婦はいつしか子どものことを話題にしなくなった。

一時治療を中断したが、諦めきれず四十歳で再開。結果を聞くたびに落胆し、恵美は次第に追い詰められていった。

「私、もう子どもを産めないんだ」

取り乱す恵美に、洋介は「養子という方法もある」と切り出した。

洋介には、養子縁組をして子どもを育てる友人夫婦がいる。二人で訪ねると、まだ幼いその男の子は元気に家の中を走り回り、おやつを口いっぱいにほおばった。

「ここには幸せな家庭がある。子どもをもらっても、産んでも同じなんだ」と恵美は感じた。

✿包み隠さず話すけど、いいよね

「子育てには体力が必要」などの理由で、養子縁組に年齢制限を設けている自治体や民間団体は多いが、藤田が主宰する団体は年齢で線引きをせず、妻が専業主婦であることも求めていない。

「さまざまな経験を積んだ親の方がうまく育てられる面もある」との考えからだ。

説明会に参加した二カ月後、恵美と洋介は藤田との個別面談に呼ばれた。夫婦二人の年齢に加え、恵美の父は血がつながらない子どもを迎えることに反対だ。条件は有利とは言えない。でも、どうしても子どもが欲しい。

「ありのまま、包み隠さず話すけどいいよね」

藤田と会う前、恵美が言うと、洋介は「うん」と短く答えた。

面談は四時間に及んだ。子どもをどんなふうに育てていくか。年齢のこと、仕事のこと。

「精神的に未熟だった若いころなら育てられなかったかもしれないが、今は違う。きっとうまく育てられる」と前向きな考えの洋介に対し、恵美には不安もある。

「百パーセントの母親にはなれないかもしれない。実の母親にはかなわないんじゃないか」

率直に気持ちを吐露する恵美に、藤田は「大丈夫、何とかなるよ。子育ては楽しいよ」と語りかけた。その言葉に、恵美はそっと背中を押された気がした。

三、生まれてくれてありがとう 実母に複雑な思いも

生まれたばかりの赤ちゃんが保育器の中で眠っていた。女の子だ。

看護師がそっと声をかける。

「お母さんが来たよ。よかったねえ」

病院に駆けつけたばかりの斎藤尚子（四八）は、自分のことを「お母さん」と呼ばれて、うれしいような、気恥ずかしいような思いがした。

「本当にいいのかな」

胸がどきどきする。二〇〇九年十二月のことだ。

夫の哲生（五二）と結婚したのは〇一年。哲生は当時四十歳、尚子三十六歳。結婚すれば子どもはできるものと思っていたが、歳月はあっという間に過ぎた。

特別養子縁組で子どもを迎えることを決め、仲介事業に長年携わる藤田に紹介を頼んでいた。

✿初めての抱っこに、命の重み

前日に藤田から「明日、生まれます」と電話をもらった。

青森県の自宅から九州地方の病院に着くと、保育器の母親欄には尚子の名前があった。哲生と話し合い、結衣と名付けた。

「私はお母さんになったんだ」

熱いものがこみ上げた。尚子は日記につづった。

「生まれてきてくれてありがとう。産んでくださった方にも心から感謝します」

尚子は病院で寝泊まりし、哺乳瓶で授乳を始めた。赤ちゃんは低体重で生まれたため、保育器から出られるようになるまで一週間かかった。

初めて抱っこすると、そこにはしっかりとした命の重みがあった。

その翌日には、それまで仕事が忙しかった哲生もやっと顔を見せることができ、個室で親子三人、一緒に過ごした。

「初めまして」お父さんになった哲生はなんだか照れくさそう。「指が長いね。美人さんだね」

幸せな時間だった。

✿生みの親の心情に思いはせ

尚子と哲生が、結衣の実母に会うことはない。退院の時にもらった書類の中に「特別養子縁組に同意します」と書かれた一枚の紙があった。かわいらしい字で、実母の署名があった。若い女性だと聞かされていた。

哲生は「一大決心だったんだろうな」と思うと切なくなった。

地元の青森県内の家庭裁判所に特別養子縁組の申し立てをした。認められたのは約八カ月後。裁判所から受け取った書類によると、実母は九州に住む二十代前半の女性で、交際していた男性と音信不通になったという。「妊娠に気づいた時には中絶できない時期になっていた」と書かれていた。

尚子の心境は複雑だった。

「仕方なく産んだの？」と思うと子どもがふびんだったが、おなかの中で命を育み、産んでくれたことへの感謝の気持ちも強かった。

養子縁組に抵抗があったらしい尚子の父は、孫ができてみると、すごくかわいがった。

ただ、近所の人や親戚の何げない一言が時々、心に引っ掛かる。

「そうやって並んでいると、本当の親子みたいだよ」

事情は打ち明けているので喜んでくれているのだろうが、夫婦は思う。

「結衣のお父さんとお母さんは私たちなんだ。本当の親子なんだ」

四、時間かけ家族に毎日がめまぐるしく

小さく生まれた結衣はよく風邪をひいた。歩くのも、言葉を話すのも同じ年の子より一足遅かった。最初に覚えた言葉は飼っていた犬の名前だ。好きな食べ物はソーセージ。ちゃんと言えなくて、食べたい時は「ジ、ジ」とおねだりした。

「お母さん」と初めて言ったのはいつだっただろう。尚子は、そう呼ばれるたびに胸の辺りがぽっと温かくなる。哲生が仕事から帰ってくると、結衣は足にしがみつく。

「お父さん、好き」

三人は、特別養子縁組で親子になった。

✿電話で聞かせてもらった産声

結衣が三歳を過ぎると、きょうだいをつくってあげたいと思うようになった。

「私たちが早く死んでも、助け合い、支え合って生きていけるように」

結衣との縁組を支援した藤田に希望を伝えた。

連絡があったのは二〇一三年七月だ。

「お母さんがフィリピンの人なんだ。国籍が違うとやっかいなこともあるかもしれないけど、いいかい?」

哲生も尚子も迷うことなく「はい」と答えた。

「うちに縁のある子どもだと思ったから」と尚子は言う。

翌月、結衣が生まれたのと同じ九州の病院で女の子が誕生。看護師が電話で産声を聞かせてくれた。次の日、親子三人で赤ちゃんを迎えに行った。

名前は佳奈に決めていた。

顔をのぞき込んで「佳奈ちゃんが生まれるのをみんな待ってたよ」と声をかける。

両親に手を添えてもらいながら妹を抱っこした結衣は、おっかなびっくり、恥ずかしそうな笑顔を見せた。

✻人生のレール

特別養子縁組が家庭裁判所で決まるまでは、実母は縁組の同意をいつでも撤回できる。にこにこと笑う佳奈を見つめながら、尚子は「もし、この子を育てられなくなったらどうしよう」と不安になった。

養子縁組が成立した後、さらに日本国籍を取得しなければならない。それまで佳奈の本名は「ガルシア・カナ」ということになってしまう。

結衣は四歳になった。今のところ養子だということは伝えていない。

「隠すつもりもないし、小さいうちに真実を伝えようと思っている」と尚子。ただ具体的にいつ、というところまではまだ考えられない。

「妹を家族で病院に迎えに行って、一緒に帰ってきて……というのを体験しているわけだから、結衣はもう分かってるんじゃないかな」とも感じる。

子どもたちの写真が何枚も飾ってあるリビングで、結衣は折り紙で遊び、まだ赤ちゃんの佳奈はすやすやと眠っている。

尚子が思いを口にした。

「知り合うまで他人だった哲生と私が夫婦になったように、子どもたちとも、こうやって時間をかけて家族になっていくのかな」

哲生が続ける。

「毎日がめまぐるしく過ぎていく。立派な設計図があるわけじゃないんです。子どもたちが自分でレールを敷いて、かじを取って人生を歩んでいってくれればいい。僕たちはそれを応援する」

折り紙に飽きた結衣が、椅子に座る哲生の膝によじ登った。

五、赤ちゃんの一番の幸せは手放す女性に寄り添う

生みの親が育てられない赤ちゃんと、子どもを望む夫婦を取り持ち、特別養子縁組につなげる活動をしてきた藤田雄一。妻の真智子（六二）が、生みの親を支える。

✽一人で産み、一人で退院していく女性も

数年前――。分娩室からおぎゃあという元気な産声が聞こえた。廊下で待っていた真智子がほっとした瞬間、出産を終えたばかりの女性が大きな声で言った。

「赤ちゃん、幸せになってください」

カーテンで隔てられたわが子への、最初で最後の言葉。高校三年で妊娠した彼女は、養子に出すことを決めていた。

手放さなければならない子どもへの女性の愛情を感じ、真智子は胸の中で赤ちゃんに語りかけた。「よかったね、愛されてたね。これから先も愛されるからね」

真智子が言う。

「実母さんはみんな思いが深い。育てられないことと、子どもに対する思いっていうのは別。

おなかにいる時に愛されることは、子どもにとって、ものすごく大事なんです」

藤田夫婦が連携している病院などを通じ、真智子の携帯電話には望まない妊娠に悩む女性から相談が来る。真智子はどこへでも足を運び、話を聞く。養子に出してくださいとは一切言わない。

「子どもができず、赤ちゃんが欲しいという人がたくさんいるのは事実。でもそのことは別にして、生まれてくる赤ちゃんにとって何が一番幸せなんでしょうね」

真智子はそんなふうに問いかける。相手が未成年の場合は保護者とも話し合う。

一人で産み、一人で退院していく女性もいる。訪ねてくる人は誰もいない。そんな時、真智子は一輪の花と小さなお菓子を用意していく。

「おめでとう。よく頑張ってくれたよね」と声をかける。

✽産んだ人から育てる人へのリレー

養子に出すことを決意している場合は、赤ちゃんと会わせないよう病院に頼んである。だが中には看護師に頼み込み、赤ちゃんと一晩を過ごした女性もいた。

「自分の赤ちゃんだから見たいに決まっている。でも、そのことで彼女は気持ちをずっと引きずってしまった」

人生の次の一歩を踏み出すには、赤ちゃんの顔は見ない方がいいというのが真智子の考えだ。

実母と養父母を引き合わせることもない。実母にとっては、「私は駄目な人間」と自分を責める気持ちを強めてしまうかもしれない。養父母は子どもが大きくなるにつれ、やっぱりあっちに似ていると思うかもしれない。

「誰が産んで、誰が育ててもいい。きちんとリレーをして、その子の幸せを祈り続けることが大事」

記者が藤田夫婦の自宅を訪ねた日も、真智子の携帯電話は鳴りやまなかった。

ある女性からの電話に、真智子は諭すように話した。

「今どこにいるの。××ちゃんはもう一人ではないのよ。赤ちゃんも守らないといけないし」

真智子が相談に乗っていたが、その後、消息が分からなくなった二十代の妊婦だ。居場所を聞き出し、雄一が連れ帰ってきた。

年齢より幼い印象の女性は真智子を見ると、ほっとしたのか涙で顔をゆがめた。

「何、泣いてるの?」真智子は彼女を抱きしめた。

六、ありのまま、真実告知
親を試す行動も

藤田夫婦が生後二カ月の長男を養子として迎えたのは一九八二年。以後二十年の間に、長男を含めて男女計五人の子どもが藤田家に来た。

長男が成長するにつれ、養子縁組のことをどう伝えるか夫婦は悩んだ。事実を隠さず、ありのまま伝えることは「真実告知」と呼ばれる。

幼稚園の運動会があった日。長男は六歳になったばかりだった。

「お父さんとお母さんから、大事な話があるからここに座って」

長男の硬い表情に二人は大失敗だと気づいたが、もう後戻りはできなかった。

「一つだけ聞いてくれ。お父さんとお母さんからおまえは生まれていない」

雄一が告げると、長男はその日、口をきかなかった。

✽海が見える所

翌日、長男は真智子を自宅のトイレに引っ張り込んだ。パチンと鍵をかけ、真智子の目をまっすぐ見て言った。

「僕ね、海が見えるきれいな所で生まれたんだよ」

「そうだね、よく覚えてたねえ」

真智子が答えると、長男は「やっぱり」と事もなげに言った。

「僕ね、何でも知ってるのに。どうして昨日、わざわざあんなふうに言ったの?」

長男の実母は堕胎も考え、思い詰めて冬の海に入ったことがあった。その時、初めて胎動を感じ、われに返ったのだと雄一たちは聞かされていた。実母の話を長男にしたことはなかった。

二〇〇二年に生後一カ月で迎えた四男は、四歳の時、自分から言い出した。

「僕はお母さんから生まれてない。でもお父さんとお母さんの所に来たいなって思ったら、迎えに来てくれたんだよ」

どちらも不思議な話だが、雄一も真智子も「子どもたちは何でも知っている」と確信している。

雄一は「真実告知は『儀式』にしちゃいけない。子どもたちが知っていることを親子で再確認するだけなんだ」と話す。

✿どんと構えて

長女、次男、三男はそれぞれ三~四歳で迎えた。

自分たちの境遇を理解していた子どもたちは、丸ごと受け止めてもらえるのか両親を試すような行動を繰り返した。

出生直後から乳児院で暮らしていた長女は、台所が気に入ったのか、棚や冷蔵庫の中の物を全て引っ張り出して遊んだ。

次男と三男は、実母のネグレクト（育児放棄）に遭い、兄弟二人だけでアパートの部屋に残されているところを児童相談所に保護された。

真智子が寝室に敷いた布団に、三男はわざとおしっこをした。

「目くじら立てても始まらない。いけないことだって、分かってやっているんだから」

真智子は、布団におねしょシーツを敷き「さあやってごらん」とばかりに、どんと構えた。

「『俺たちはこうやって生きてきたんだ。自分たちを認めろ』っていう親試し。とことんやらせて受け止めることで、距離が縮まる」

次男は弟をいつも守ろうとしていた。その分、自分がいたずらをしたり、甘えたりするのを我慢していたのかもしれない。寂しい思いをさせたのではないかと、真智子は今も胸が締め付けられる。

✽ごっこ遊び、何度も

「お母さんのおなかから生まれたい」

藤田家に来てまもなく、三歳だった三男は真智子にこんなことを言った。

「じゃあ『おぎゃあ、おぎゃあごっこ』しようか」

風呂上がり、真智子は高校生の長男の大きなTシャツを着て、裾の方から三男を中に入れた。

「おぎゃあ、おぎゃあ。僕、生まれたよ」三男は頭から出てきて言った。その遊びは何度も繰り返された。

三男には重い心臓病があり、小学三年から中学一年まで三回に及ぶ大手術を経験した。痛みや苦しさと常に向き合ってきた。

「何でこんな体に産んだんだ。勝手に産みやがって」

生みの親ではないと知りながら、三男は真智子にぶつかり、最後には「ごめんね」と言って泣いた。

✿きょうだい五人でおしゃべり

今、藤田家には穏やかな時間が流れている。

長男（三二）、長女（二六）、次男（一九）は独立して家を出ているが、週末にはよく「ただいま」と帰ってくる。三男（一七）、四男（一二）も含め、きょうだい五人でおしゃべりが続く。

「俺はどこに座ればいいんだ」とぼやく雄一に、「やっぱりきょうだいっていいね」と真智子がほほ笑む。

二〇〇二年に生後一カ月の四男を迎えたとき、長男が言ったことがある。

「今晩、寝てていいよ。俺が全部面倒みるから」

夜中に真智子は心配になって、長男の部屋をのぞいた。近くに哺乳瓶やおむつを置き、四男に添い寝していた。

翌朝、「親になるって本当に大変だよね。お母さんバトンタッチ」と長男が話すのを聞きながら、真智子は心底、うれしかった。

「こんなふうに育ってくれて、よかった」

✿子どもは私の未来

一緒に暮らし、同じ物を食べる。経験を共有し気持ちを分かち合う。何もかも許し合える。「それが親子であって、家族かな。子どもは私の未来」と真智子は言う。

子どもを望む夫婦に、特別養子縁組の仲介を続ける雄一は、いつも考える。「この子の荷物を一緒に抱えてくれる人は誰だろう。苦しみにもだえる時、ずっと寄り添ってくれるだろうか」

日曜日、藤田家にきょうだいが集まった。

暖かい春の日差しの下、前の通りでキャッチボールをしたり、テニスボールを打ち合ったり。「お姉ちゃーん、いくよー」と四男が張り切る。

次男はこの日、仕事で来られなかった。「彼女とはうまくいってるのかな」三男は兄のことが気になるようだ。

日が傾き、家の中に入る。居間で腰を下ろした長男が話してくれた。

「意外に思われるかもしれないけど、血のつながりなんて気にしたことがないんです。僕にとって親はこの二人だけだし、きょうだいもなくてはならない存在」

台所の方からいい匂いがしてきた。にぎやかな夕食が待っている。

七、愛嬌振りまくユウタ
ある乳児院で

「抱っこ、抱っこして」

関西地方の乳児院を訪ねると、ベビーベッドで絵本を読んでいた二歳の男の子が手を伸ばしてきた。

生後五カ月で預けられたユウタは、ぜんそくなどで入退院を繰り返している。経済的な理由で育てられないという親は、一度も面会に来たことがない。

大人を見ると、いつもにここにこと愛嬌を振りまく。

「まだ誰に本当の気持ちを向けていいか分からず、感情をぶつけることに慣れていないんです」

クラス主任を務める保育士の坂井裕子（三八）が、少し困ったような表情で話す。

「本当は楽しいことばかりじゃないはず。もっとわがままを言って、もっと怒っていいのに」

連載ではこれまで、特別養子縁組によって親になろうとする人、なった人たちの思いを取り上げてきた。

一方で、ユウタのように、親のなり手を探し続ける子どもたちがいる。

✽家庭で過ごし、表情豊かに

乳児院は、親が育てられない子どもを預かる施設だ。一時期を施設で過ごし親元に帰る子もいれば、家庭的な雰囲気の中で育てられるよう里親家庭に移ったり、特別養子縁組が成立して養父母に引き取られたりするケースもある。

ユウタは特別養子縁組による親探し中だが、生まれて間もない赤ちゃんに比べると、物心がつく二～三歳前後の子の場合は難しい面もある。「懐いてくれないのでは」との不安から、敬遠されやすいというのだ。ユウタの場合、病気がちなことも響いている。

乳児院では集団生活が基本だ。給食やミルク、お昼寝、入浴、おむつの交換……。職員は一日中、子どもたちの間を忙しく飛び回る。遊ぶときも、テレビを見るときも、みんな一緒だ。

職員の安川真希（三二）は「子ども一人ひとりにかけられる時間は家庭よりはるかに少ない。私たちもできるだけのことはしているが、やはり家庭が一番」と率直に認める。ここで働いて十年近く。里親家庭に引き取られた子が遊びに来るたび、表情が豊かになっていることに気づく。「こんなに変わるのかと驚く。大人と一対一で接して安心できる場所を見つけると、子どもは変わる」

✽子どもは見ている

世話をする職員は、子どもたちから「ちゃーちゃん」と呼ばれる。

お母さんとは違う。「先生」では堅苦しいし、生活の場にはそぐわない。だから、ちゃーちゃん。

「子どもたちにとって言いやすく、親しみやすい。昔ここにいた人が考えてくれたんです」

現場責任者の浅井弘子（六四）が説明する。

園では少しでも家庭的な雰囲気をつくろうと、数人単位での少人数保育の時間をもうけるようにしている。預けられっぱなしで、親元で泊まる機会のない子は月一回、浅井が自宅に泊める。

施設で子どもたちをどう育てていけばいいのか、いつも手探りだ。

「幼くても子どもたちは見ているし、言葉にできなくても『自分はどうしてここにいるのか』と考えている」浅井はそう話した。

✿変化の兆し

どの大人にも愛嬌を振りまき、本音を見せることの少ないユウタだが、最近、変化を感じさせる出来事があった。二〇一二年秋からユウタを担当している相原早苗（二四）と一緒に、乳児院から外出した時のことだ。いつも集団生活をしているユウタにとって、相原と二人でのお出掛けは初めての経験だった。

「どこに行くの?」手をつないで乳児院を出ようとすると、ユウタは不思議そうに尋ねた。

「スーパーだよ」歩いてすぐの所だ。

店に着くとお菓子のコーナーに連れて行き、子ども向けの小さな買い物かごを渡した。「好きなのを取っていいよ」と言うと、ユウタは戸惑いながら真剣に選び始めた。

アニメのキャラクターが付いた菓子を手に取っては「これ、いい?」と相原の顔色をうかがう。買い物がよほどうれしかったのか、帰り道もずっとお菓子が入ったレジ袋を握りしめていた。

様子が変わったのは乳児院の門が見え始めたころ。足取りが重くなり「嫌、嫌」と駄々をこね、その場から動かなくなった。相原は抱き上げて帰ったが、床にひっくり返り「もっと、もっと」と泣き叫んだ。相原が担当になって以降、これほど激しくユウタが本音をぶつけてきたことはなかった。

他の子は親が定期的に会いに来たり、週末を親元で過ごしたりする。だがユウタの親は一度も面会に来ようとしない。もう少しすれば、「どうして自分の親は会いに来ないの」と聞くようになる年頃だ。

クラス主任の坂井は「今、パパとママを探しているところだよ」と答えることにしている。特別養子縁組を目指し、養父母のなり手を探している。もし見つからなければ、ユウタは三、四歳ぐらいで児童養護施設に移る。

「『ユウタに会いたかったんだよ』と受け入れてくれる新しい家庭に巡り合ってほしい」

坂井は祈るように話した。

✽週一回のホットケーキ

おままごとの時間。木でできたニンジンを、おもちゃの包丁とまな板を使って切る子もいるが、どうやって遊んでいいか分からない子も少なくない。

「ここではお母さんが料理する姿を見ないから……」職員がそっと教えてくれた。

フィリピン人の母親が子どもを残して姿を消し、預かっていた友人が面倒を見きれなくなって乳児院に来た男児もいる。ユウタと同じ二歳。父親も居場所が分からない。担当の職員が原っぱに連れ出し追いかけっこをした時も、一対一での外出に緊張して表情は硬かった。出掛けるまでは楽しみにしていたのに。

「この子は、これからどうなるんだろう」

在留資格を毎年更新しなければならない不安定な立場に職員は気をもむ。

週一回の「手づくりおやつの日」には、職員が子どもたちの前で、クレープやホットケーキを焼いてみんなで食べる。ささやかだが、家庭のぬくもりを知ってほしいからだ。

第二章　子どもの思い

一、本当のこと友達に言えず　向き合ってくれた両親

中学二年の時、自分の生い立ちを絵本にする宿題が出た。母子手帳と一緒に持参し、クラスで発表するという。

隠すほうがいいのか、本当のことを言うほうがいいのか。うそをついてごまかす?

関西地方に住む横山拓人（二四）＝仮名＝が葛藤を覚えたのは、自分が養子だからだ。

✤作り話にむなしさ

親には相談しなかった。思春期だった拓人は、あらたまって親とそんな会話をするのが嫌だった。結局、絵本のために適当に話を作り、母子手帳は持ってくるのを忘れたということにした。

同級生たちはどこの病院で生まれたか書いていたが、拓人は「それ、聞くの忘れたわ」とごま

かした。みんなと同じように、両親から生まれたことにしとかなあかん。何となくそう思った。「自分が養子だと伝える相手は、特別な人だけにしようと思っていた。誰にでも言うことじゃない、と」

でも、どこかむなしかった。

✼親が四人

拓人は一歳一カ月で両親のもとに来た。

その前は乳児院にいたが、どんな理由で預けられたのか、生みの親が誰かは知らない。拓人を迎えた母（五七）は「私たちの所に来てくれて、とっても幸せ」と子守歌代わりに毎日語りかけていたらしい。だからなのか、拓人は物心ついたころから、自分が養子だということは知っていた。

「生みの親と、育ての親。自分には親が四人いるという感覚」と拓人は言う。

小学四年のころ、拓人は家でたまたま母子手帳を見つけた。

家族で海外旅行に行くためにパスポートを用意してもらったのがうれしくて、もう一度見ようと普段大事な物がしまってある引き出しを開けた。

古びた黄色い手帳が目につき、手に取ってページを開くと、片仮名で「ヤマネ　タクト」と書かれていた。

名字が違う。仕事から帰った母に「名字、ヤマネやったんや」と聞いた。母は「それがほんまかどうかも分からへんよ」と言った。

生みの親の名字は何なのか。結婚や離婚で、拓人を産んだ当時と変わっているかもしれない。考えても仕方ないと思ったが、モヤモヤしたものは残った。

だから、拓人は自分の名字を名乗らない。それが嫌いなわけではないが「なんか、名字って曖昧な感じがする」

自己紹介ではいつも「初めまして、拓人です」と言う。

✽父の言葉

共働きの両親はどちらも忙しそうにしていたが、いつも拓人を見ていてくれた。まっすぐに向き合ってくれた。

小学校の遊具が壊され、拓人は無関係なのに教師に怒られた時のこと。母は「おかしいやないか」と学校に乗り込み、抗議した。拓人のことになると常に必死だった。

父（五七）はよく遊んでくれた。プロレスごっこもトランプも、手加減せずにいつも本気。「俺が泣いてもやめない。でも、おやじが楽しむ姿を見て俺も楽しかった」

少年野球をしていた拓人が試合で負けると、父は言った。

「努力したからって結果がついてくるとは限らへんけど、努力は絶対、裏切らへん」

その言葉は、ずっと拓人の支えとなっている。

＊　＊　＊

生みの親と育ての親、それぞれへの思い。第二章では、子どもの視点で親の存在を考えてみたい。

二、「うちの親、すごいやろ」　産んでくれた人に言いたい

高校生になってから、拓人は父のことを苦手と感じるようになった。家で顔を合わせるのも嫌だった。

「あんたも、お父さんみたいに立派な公務員になるんやね」

周囲から期待されるのが重荷で、父のようにはなれないと劣等感を募らせた。

✽小料理屋のカウンターで

拓人は高校時代、友達に誘われてボクシングジムに通うようになり、プロを目指したが目を傷

めて諦めた。大学入学と同時に司法試験を受けようと勉強を始めたが、予備校の授業についていけず挫折、将来が見えなくなっていた。

二十歳の誕生日、飲みに行こうと父から誘われた。父の行きつけだという小料理屋のカウンター席に並んで座った。

「二人で酒を酌み交わすのが、おまえを引き取った時からの夢やった。もともとは俺が、どうしても子どもが欲しかったんや。健康で元気に育ってくれて、ありがとう」

隣に視線を向けると、父は泣いていた。拓人が養子だということに父が触れたのは初めてだった。

そして、これからどう生きていくべきかを父は語った。

「筋が一本通っとったら、何をしてもええ。おまえの人生、好きにせえ」

率直な言葉が胸に響いた。

拓人は二〇一四年春から、地元で公務員として働いている。父と職種は違うが、生まれ育った町が少しでも良くなればいいと思って選んだ仕事だ。自分が頑張っている姿を両親に見てもらいたい、という気持ちもある。

✽シビアなこと

大学の卒業式を終えた三月上旬、拓人は、自分と両親をつないだ公益社団法人「家庭養護促進協会」の研修会で、養子を育てている親らを前に自分の経験を話した。

「今の家族以外がいいと思ったことはない。養子やからといって、それを特別なことだとは思わない」

一方で「生みの親に会えるもんなら会いたい」「うちの親には、自分を産んでくれた人にお礼を言ってほしい」とも口にした。

司会を務める協会理事の岩崎美枝子（七三）が拓人の言葉を補う。

「俺を産んでくれた人に感謝できないんやったら、親として認めんぞ。そういうシビアなことを言っている」

子育て中の親たちは、真剣な表情だ。

「逆に言うと、生まれてきて本当によかったと思える暮らしがあった、ということなんだけどね」岩崎が続けると、会場の緊張がふっと解けた。

「なんで手放したのかなんて聞きたくもない。俺からしたら言い訳やし」

後日の取材に、生みの親への複雑な思いも明かした拓人。

「産んでくれてありがとうって、うちの親がその場にいてこそ言えることやから、一緒にやったら会うてもええかなって思う。子ども一人、大人にするって大変。うちの親、すごいやろって、その人に言いたい」

三、会いたい、もう一人の母
自分のルーツ求め

幼いころ、布団で寄り添う母が何度も読んでくれた絵本の主人公は、養子にもらわれた女の子だった。

「里香もそうだったんだよ」

母の言葉の意味を理解したのは、小学生になってからだ。

愛知県の大学二年生、佐川里香（一九）＝仮名＝は、生みの親の経済的な理由で、生後すぐに今の両親に引き取られた。

✽抑えられない気持ち

母の直美（五七）＝仮名＝は、不妊治療がうまくいかず、流産も経験していた。児童相談所の仲介で、夫婦は、その赤ちゃんが生まれる前から家庭に迎え入れることを決め、里香という名前も考えた。

娘には、早くから養子縁組のことを話して聞かせた。隠し事は嫌だったし、子どもが後から知ったら傷つくと考えたからだ。

「お父さん、お母さん」小学校の運動会で、屈託なく両親に話しかける友達を見て、里香は正直うらやましかった。

里香は両親のことを、自然に「お父さん」「お母さん」と呼べない。成長した今も、それは変わらない。

生みの親に会ってみたい。

小学校高学年になった里香は、直美に頼んでみた。返ってきた答えは「二十歳になるまで待って」というものだった。

まだ子どもの里香が生みの親に会って、本人のためになるか直美には分からなかった。この時、里香は素直に引き下がったが、会いたいという気持ちは変わらなかった。

里香は子どもの時から現在に至るまで、自分を育ててくれた両親のことが好きだし、感謝もしている。

中学や高校の時は、ささいな言い争いで「実の親ならこんなことは言わないはずだ」と考えたりした。カッとなって「何で私を引き取ったの?」「本当の親じゃないのに!」と声を荒らげてけんかしたこともある。「言ってはいけないことを口にしてしまった」と激しく後悔した。

二〇一二年十一月、大学進学が決まった。約束の年齢には少し早いが、里香は「どうしても会ってみたい」と再び直美に頼み込んだ。自分がいったい何者なのか、ルーツを確かめたかった。

「『いつかは』と思っていたが、とうとう来たか」

直美は自分が娘の立場だったら、きっと会いたいと思うはずだと考えた。意を決し、一三年十二月、二人で地元の役所を訪れた。

生みの親の戸籍が開示された。そこには、なじみのない名字があった。

「これが私の本当の名前なんだ」

里香は不思議な気がした。現住所も開示され、見てみると、里香と同じ地域に住んでいることが分かった。

「近いんだ」会いたい気持ちは強まり、手紙を書くことにした。

「相手に拒否されても、何度でも書く」

娘の強い気持ちを知った直美は驚き、同時に「傷つくかもしれない娘の支えになってあげたい」と感じた。

直美は、里香の生みの親から預かった手紙をずっと保管していた。二十歳になるまで見せるつもりはなかったが、里香の決心を知り、手渡すことにした。

「実母→里香さんへ」

白い封筒の隅には、鉛筆で小さく、そう書かれていた。

✽自分勝手じゃないか

〈何度も悩みました。自分でおなかを痛めて産んだ子ですからね。でも、やっぱりあなたを幸

せにしてあげられる自信がありません〉

里香は、生みの親が自分を手放した時に書いたという手紙を初めて読んだ。

〈あなたには随分つらい思いをさせてしまい、本当にごめんなさい。体に気をつけて、そして幸せでありますようお祈りしています〉

納得できなかった。

「生みの親に育ててもらったほうが幸せだったんじゃないか。自分勝手じゃないか」

部屋で一人、涙がこぼれ落ちた。

当時、生みの親は十九歳。今の里香と同じだ。でも、わが子を手放したその人の気持ちが、どうしても理解できなかった。

里香はその手紙を読む前に、自分でも生みの親に宛てた手紙を用意していた。

〈初めまして。あなたのことを何と呼んだらいいのか分かりませんが、ここでは『お母さん』と呼ばせてもらいます〉

そんな書き出しで、伝えたいこと、聞いてみたいことを連ねた。

小学生のころ、養子に出されたことを受け止めきれず苦しんだこと。自分を育ててくれた今の両親に感謝していること。でも、生みの親の顔を見てみたい。

里香は、その姿をずっと想像してきた。

「どんな人なんだろう」「きれいな人なのかな」

〈お母さんはもう私のことなんか覚えてないかもしれませんが、私はあなたのことを毎日考えていました〉

そんな思いもつづった。

だが生みの親が書いた手紙を読んだ後は、自分の手紙を出す気になれず、引き出しにしまい込んでしまった。

「私のことを手放した気持ちは納得できない。でも、それを責めたくない」

胸の内にある二つの思いが、うまく整理できない。

娘が悩む様子を母の直美はそっと見守る。思春期のころはよくぶつかった。

「血がつながっていないから、娘への愛情が足りないのかもしれない」と自分を責めたこともある。でも、衝突を乗り越えてここまで来た。

生みの親に会って娘が傷ついたらと思うと怖いが、いつか娘が自分で答えを見つけてくれると信じている。

「急ぐことはないし、いろんな人生経験を積んでからでも遅くはない」

里香は今、大学の授業や部活で、忙しく充実した日々を過ごす。家で両親とよく話をするが、迷惑をかけたくないという遠慮から恋愛のこととかは相談しにくい。

「ひょっとして、生みの親に育てられていれば相談できていたかも」そう思ってしまうこともある。

新しい手紙を書こうと机に向かうが、なかなか書き進めることができず、もどかしい。まだ見ぬ「もう一人の母」に会いたい。けれど、会いに行くのは、自分の思いをしたためた後にしようと決めている。

四、十九歳、腹立ちから理解へ
会いたいとは思わないけど

月曜日は特に学校に行きたくない。

先生の言うことも、親の言うことも、全てにむかついていた高校一年生。眠くて起きられない朝、母はあの人のことを持ち出して怒り、学校へ行かせようとする。

「命を懸けて産んでくれた人のためにも、ちゃんとしないと」

いつもと同じせりふに、桐谷彩香（二五）＝仮名＝は感情を爆発させた。

「もうその人のことは言わないで。世界で一番憎んでいるんだから」

さらに言葉を重ねる。

「お母さんの言うことはいつも正しいけど、これだけは違う。その人もつらかったかもしれないけど、子どもを手放すのは許せない」

本当はそこまで憎いと思っているわけではない。ただ、お説教になると生みの親のことを持ち出す母に、「いいかげんにして」という気持ちだった。

母の恭子（六三）＝仮名＝は「産んでくれた人が喜んでくれるような生き方をしてほしい、という意味だったんですけどね」と振り返る。

✽揺るぎない意思

児童相談所を通して、生後四十日で桐谷家に来た彩香。「隠し事はしない」と決めた両親は、機会があるたびに、彩香が養子だということを繰り返し話して聞かせた。

三歳のころ、近所の友達に弟ができると「ママも赤ちゃん産んで」とお願いした彩香に、母は答えた。

「ママは産めないの。赤ちゃんにはママのおなかから生まれる子と病院で生まれる子がいて、彩香は病院の子だよ」

四歳の時には、こんなやりとりがあった。

「彩香は誰のおなかから生まれたの？」

「彩香を産んだけれど、育てられなかった女の人がいたの」

「その人が本当のママ？」

「違うよ。その人は産んでくれたけど、ママになれなかった。本当のママは私」

昨日のことのように、幼かった娘との会話を再現する恭子。

「私は全然覚えてないんですよね」と彩香は言うが、「あなたのお母さんは私で、あなたの家はここ」という母の揺るぎない意思を感じたから、養子だと聞かされても動揺や混乱はなかった。

✽別世界の人

中学生になると、生みの親が出産時、十九歳だったと聞かされた。「援助交際とかでできた子じゃないよね」そんなこともあけすけに聞いた。

彩香は生みの親のことを「産んだ人」と呼ぶ。「お母さん」とはやっぱり違う。

その人と同じ十九歳になった時、短大に通っていた彩香は「もし自分が同じ立場だったら、やっぱり育てられなかっただろうな」と思った。高校生のころより、産んだ人のことを少しは理解できるようになっていた。

それでも、会いたいとは思わない。

「私と血のつながっている人間って一人も知らないから、物陰から顔を見るぐらいのことはしてみたいけど。相手も面と向かって会いたくはないだろうし、何を話していいか分からないし」

会うことがうまく想像できない、別世界の人。そんな口ぶりだった。

✽「くさいセリフに感動」

短大入学と同時に親元を離れ、卒業後はネイリストとして働き始めた彩香に、母の恭子がブログを始めたと知らせてきたのは二〇一〇年。

「彩香のことも書いてるから、見て」

タイトルはストレートに「産めないから、もらっちゃった！」

「それって自虐ネタ？」と彩香が冗談めかして言うと、「分かりやすくしただけ。ちょっとでも誰かの役に立つかもしれないし」と母は説明した。

書かれていたのは彩香がこれまで母から聞かされ、知っていることばかりだったが「生まれてきてくれてありがとう、みたいなくさいセリフもあって、感動した」

感想はメールで伝えた。

「私が来るのをわくわくして待ってくれていたパパとママがいたと思うと、うれしかった。桐谷家の子で本当によかった！」

ブログの内容は一二年に同じタイトルで本として出版された。彩香が短大時代から交際を続け、今は一緒に住む婚約者にも読んでもらった。

✽自己紹介

二人はもうすぐ結婚する。彼の両親にあいさつに行った時のこと。自分の出身地や血液型、そんなことと同じ自己紹介のような形で、彩香は自分が養子として育ったことを伝えた。

初めて聞く話のはずだが驚いたふうはなく、自然に受け止めてもらえた。

「意外と気にしないんだなって思った」

恭子が付け加える。「結婚の時に何か問題になることがあるかも、と思っていたけど、よそから来るお嫁さんはどこから来ても一緒だものね」

彩香にとって、養子であることは自分の一部で、ごく自然なことだ。けれど世の中の多くの人にとっては必ずしもそうではないと感じる。

何年か前、友達から「子どもができた。おろすしかない」と打ち明けられた彩香は「産んで、誰かにあげたら？」と言ってみた。「何言ってるの。あり得ない」即座に返ってきた答えに「やっぱり世間ってこんな反応なんだな」と思った。その友達は彩香が養子だとは知らなかった。

最高裁によると、一二年に特別養子縁組が成立したケースは三百三十九件。一方、厚生労働省の統計で一二年度の人工妊娠中絶は約十九万六千件だった。

望まない妊娠イコール中絶ではなく、養子に出すことも選択肢に加えてもらえたらと彩香は願う。

「養子縁組が、もっと普通のこととして受け入れられる社会になってほしい」

✽カフェで

彩香の所に、恭子が高速バスを使って遊びに来た。月に一度ほど、一緒に映画や演劇を見ては、夜中までおしゃべりする。

女性客でにぎわうカフェでランチを取る二人に、互いの存在をどう思うか聞いてみた。

「ある時点で逆転されて、私より大人な部分もある」と娘を評する恭子。彩香は「母といると、私も楽だし、甘えられるしね」と笑う。

「産んだ人は今、四十四歳でしょ。彩香そっくりのきれいな人かもしれないよ」

母が思いついたように口にする。娘はその言葉をさらっと聞き流し、アイスティーを飲んだ。

五、タオルにくるまれ路上に「親を捜す」中二の決意

東京都内の地下鉄の駅から歩いて三分ほど、小さな住宅がひしめく下町の路地にたたずんだ。

「来たらドキドキするかと思ったけど……。意外に『普通の所だな』って感じ」

二〇一四年四月末、初めてこの場所を訪れた田中陽子（一八）＝仮名＝は少し目を伏せ、そっけなく言った。

陽子は生後間もなく、この路地にあった産婦人科医院の前に置き去りにされた。

✽乳児院から里親宅へ

秋が深まり、急に冷え込んだ日だった。乳母車の中で、バスタオルにくるまれた陽子は低体温

の状態で保護され、病院に運ばれた。検査で先天性の心臓病があると分かり、手術が行われた。

「手術代が高いとか、そんな理由だったんだろうね」

自分を手放した親の思いを陽子は推測する。区役所は赤ちゃんのため保護の前日を「誕生日」とする新しい戸籍を作った。「田中陽子」の名は区長が付けた。三歳までは乳児院で過ごした。

陽子の記憶は、乳児院から引き取られた里親宅での生活から始まる。

陽子を含む子ども六人が男の子部屋、女の子部屋に分かれて暮らし、専業主夫のお父さんが育児や家事をしていた。

「不思議な家だった」と陽子は言う。居間にはクラシック音楽が流れ、テレビを見るのも、友達の家に遊びに行くのも駄目。ルールが多くて窮屈だったが、一番下の陽子はきょうだいにかわいがられ、お兄ちゃんとプラモデル作りに熱中した。

「男の子に生まれたかった」が口癖で、自分のことを「僕」と言った。

お母さんはいつもスーツ姿で、書類を抱えて仕事から帰ってきた。しつけの厳しい人だった。

ご飯の時のことだ。

「背筋が曲がってる！」

お母さんが背後から陽子の両肩をつかみ、ぐっと引っ張った。その記憶が消えず、陽子は大人になっても後ろに人が立つと怖い。

ただ、そんな母が休日の朝に作ってくれるパンケーキはとびきりおいしかった。誕生日祝いにもらったクマのぬいぐるみは宝物になった。

✿名字が違うことに疑問

きょうだいは全員、名字が違った。そのことを意識し、疑問を感じるようになったのは小学校高学年のころだ。ある日、学校から帰って、お父さんに聞いてみた。

「僕の母子手帳はどこにあるの」

はぐらかそうとする父に「見せて」と詰め寄った。両親やきょうだいと血のつながりがないことを初めて告げられた。

家族じゃなかったんだ。ショックで一週間、部屋に閉じこもり、ご飯を食べなかった。

きょうだいは大きくなるにつれ、一人、また一人といなくなった。

実親の元に帰った、と後から知った。

「なんで僕はここにいなくちゃいけないの」

お父さんの口から、詳しいことを聞かされた。医院の前で保護されたこと。生みの親はどこの誰か分からないこと。

「陽子がここを出るには、児童相談所に行くしかないんだ」

「じゃあ、相談所に行く。本当の親を捜すために、ここを出る」

中学二年の秋のことだ。

✽心を閉ざして

里親宅を出ると決めた陽子は児童相談所に行って手続きをし、東京都葛飾区の児童養護施設「共生会希望の家」が運営するグループホームに移った。

ホームは、少人数の家庭的な雰囲気の中で、子どもたちを育むのが特徴だ。職員のお兄さん、お姉さんが親代わりとなり、幼児から高校生まで、陽子を含む六人が一軒家で共同生活をした。

みんなでスーパーのチラシを見比べ、特売の食材を買いに行く。里親宅で料理を手伝っていた陽子は魚のムニエルや酢の物を手早く作り、頼りにされた。

「小さい子に勉強を教えたり、キャッチボールをしたり。私でも誰かの役に立てるんだってうれしかった」

陽子はお姉さんに懐き、夜は「一緒に寝て」と甘えた。

初めて知った、添い寝のぬくもり。だがお姉さんは結婚を機に退職。陽子のショックは大きく、残った他の職員に反抗した。

「あの時期はほとんど誰とも話さず、心を閉ざしていた」職員の福家《ふけ》英幸（四四）が振り返る。

✽アルバイトで生活つなぐ

学校やホームでうまくいかないことがあると、陽子は決まって「本当の親がいれば」と言い出した。実の母親を捜したくて里親宅を出たが、手掛かりはなかった。

福家たちはじっと話を聞き、何度も言った。

「親のことは、僕らにはどうにもしてあげられない。できるのは、陽子ちゃんが自分で生きられるよう道を切り開く手伝いをすることだよ」

体当たりで向き合う福家たちに、陽子は次第に心を開き、将来の相談をするようになった。小さいころからプラモデル作りが大好きだった。いつか自動車の整備士になりたい。

工業高校の機械科に進み、放課後は週四回、コンビニでアルバイトをした。専門学校に通う学費や運転免許を取る費用として数十万円をためた。

高校までは公費で通えるが、十八歳で施設を出ると、自力で生きていかなければならなくなる。陽子は高校卒業後、希望の家を出てアパートで暮らしながら、自動車整備の専門学校に通った。コンビニ、運送会社、キャバクラ……。バイトを掛け持ちして生活をつないだが、一年を過ぎると学費を払えなくなった。退学し、茨城県の精密機械工場で派遣社員として住み込みで働き始めた。

✤私から始まる家系図を

恋愛に奥手だった陽子に、出会いが訪れたのは二十歳のころだ。同じ派遣社員の年上の男性と気が合い、毎朝二人分の弁当を作って、昼に一緒に食べるようになった。

間もなく、陽子のおなかに命が宿った。

プロポーズは、陽子のほうから。ちょっと変わったせりふだった。

「田中さんになって」

赤ちゃんの時、陽子のために新しく作られた「田中」の戸籍。それを無くしたくなかった。

「私から始まる家系図を作りたいの」

一生懸命、思いを伝えた。彼はきょとんとしていたが「いいよ」と言ってくれた。結婚式は挙げず、二人で役所に行き、婚姻届を出した。

✿手探りの子育て

二〇〇七年夏。四十七時間もかかった難産の末、長女を出産した陽子は、母になった喜びよりも不安でいっぱいだった。

「どうしよう。出てきちゃった。私でいいのかな」

生後すぐ路上に置き去りにされた陽子には、親に抱っこされた記憶がない。赤ちゃんの世話は何もかも手探りだった。

夜泣きや発熱、お風呂の入れ方。分からないことがあるたび、友達の母親に電話して「教えて」と泣きついた。

育児に慣れたころ、今度は長男を授かった。「ずっと男の子に生まれたかった」という陽子の喜びはひとしおだった。

ただ夫とはうまくいかず、長男の出産から間もなく離婚。陽子が十八歳まで過ごした「共生会希望の家」の支援を受け、千葉県内のアパートで母子三人の暮らしを始めた。

✽キャラ弁

今は生活保護を受けながら、スーパーでパート従業員として働く。

慌ただしい毎日だが、子どもたちが遠足の日は早起きして、アンパンマンや動物を描いたキャラクター弁当を作る。夜は、添い寝をして手をつないで眠る。

「私も幼いころ、親に甘えたかった。その分、できるだけのことをしてあげたい」

記者が児童養護施設の取材で陽子に出会ったのは十一年前。

まだ高校生だった彼女は「お母さんに会うのが夢。大人になったら絶対捜すんだ」と何度も口にした。

母となった陽子の思いは、少し変化している。

孫の顔を見せたい気持ちはあるけれど、会って、すべてを知ってしまうのが怖い気もする。

「親にもきっと家族がいるでしょ。私も家族ができた。それぞれに幸せなら、いいかなって」

もし、いつか母に会うことができたら……。

「『ふざけんな』とまずぶん殴りたい」と陽子は言う。

育児は大変で「子どもなんていないほうがいい」と思う時があるのは分かる。でも、本当に手放すかは別だ。

「文句はいっぱいある。だけど産んでくれなかったら、私も子どもたちもこの世にいなかった。だから、誕生させてくれたことには『ありがとう』って言いたい」

✿記念写真

四月初旬、桜の花びらが風に舞う小学校に、陽子と、真新しいピンクのランドセルを背負った六歳の長女の姿があった。入学式の後、やんちゃ盛りの三歳の長男も連れ、報告に向かったのは希望の家だ。

「大きくなったなあ」

理事長の福島一雄（七七）は、両膝によじ登ってくる子どもたちを抱き上げ、そろって笑顔で写真に納まった。

希望の家も、三歳から中学二年まで過ごした里親の家も「今の私があるためには必要だった」と陽子は感じている。

いつか子どもたちに自分の生い立ちを話す時が来たら、こう言おうか。

ママには実家が二つあって、親代わりがいっぱいいる。きょうだいも大勢いて、大家族で育ったんだよ。

六、一つ屋根、温かな暮らし
五人の子育てるファミリーホーム

関東地方でファミリーホームをしているという山岡寛さん（六五）＝仮名＝から、ファクスで記事の感想が寄せられた。

〈いろいろな事情によって、実親と暮らせない子どもたちと一緒に生活しています〉

ファミリーホームは、親が育てられない少人数の子どもを里親が預かり、育てる取り組みだ。山岡さんは、中学生から高校生まで男女五人を育てているという。原稿用紙三枚に手書きでつづられた文章から、温かな家庭の様子がうかがえる。

〈血がつながっていなくても一緒にご飯を食べ、お風呂に入り、一つ屋根の下で寝るときょうだいとなり、親子となっていくんだよ、と子どもたちに話しています〉

〈その後はどうするかという課題はありますが「ただいま！」と言って帰ってこられる「実家」になるように、一緒に生活することによって家族になることを目指しています〉

子育ては実子だって里子だって、親が子に育てられるのです――。

文章の最後は、そう締めくくられていた。

✤子ども独立し、里親に登録

二〇一四年五月中旬、山岡さんを訪ねた。駅まで迎えに来てくれた山岡さんが運転していたのは十人乗りのワゴン車だ。家族全員で乗れるようにと選んだ車だが「子どもたちは部活も忙しくて、もう全員で乗ることはほとんどないんだけどね」と言う。

山岡さんは、自分の子どもが独立した後の二〇〇〇年に里親登録をし、これまで約二十人の子どもたちを育ててきた。今の五人は、いずれも親が離婚して育てることができなくなったため、〇三～〇六年に山岡家に来た。

誕生日、中間テスト、授業参観。リビングの壁に掛けてあるホワイトボードには一家の予定がびっしり。リビングを挟んで、男子の部屋と女子の部屋、これとは別に学習机を置いた勉強の部屋もある。

ピンクのカーテンが掛かった女子の部屋には近所から譲り受けたピアノがあり、女子二人が弾いている。男子の部屋にはテレビとパソコンがあるので、みんなで遊ぶ時はこの部屋に集まる。

「最初は『子どもが困っているなら、うちで生活したらいいよ』というくらいの気持ちだったんだ」と山岡さん。

「実際に里親になると、やっぱり家族になっていくんだなって思う」としみじみ語る。

一緒に暮らし始めたころ、「何で僕はここで生活しているの」「父ちゃんと母ちゃんは何で離婚したの」と聞く子どもたちに、山岡さんは包み隠さずに話した。

「理解するかどうかは別。混乱したらまた説明すればいい」

山岡さんは子どもたちに語りかける時、自分のことを「お父さんは～」と言う。いつの間にか子どもたちは、山岡さん夫婦をお父さん、お母さんと呼ぶようになった。

✿いつでも帰れるよりどころに

山岡さんの妻、恵子さん（五七）＝仮名＝の朝は早い。高校の運動部に入り、朝練のために午前五時～六時台の電車で登校する子もいる。その前にお弁当を用意し、一家の朝食を作る。

「ご飯は一日一升炊いても足りないくらい。洗濯は毎日四回よ」

今では主に恵子さんが家事をしているが、部活が忙しくなる前は、子どもたちも食事の後片付けや洗濯を分担していた。

風呂掃除は今も子どもたちが担当。「独立した時に、一人でもきちんとした生活ができるように」との考えから、できるだけ手伝いをさせるようにしてきた。

「ただいまー」夕方になると、五人の子が順番に帰ってきた。

「カズ、新聞に出てたよ」

少し前に大会で入賞した長男に、山岡さんが切り抜きを見せる。

「カズ君のこと、学校ですごいって言われたよ」食卓に集まった長女や次女らも盛り上がり、長男は照れくさそうに笑った。

その隣で三男が、おやつを分けている。まだ帰っていない次男の分もちゃんと取っておく。何げない家族の風景だ。

子どもたちは、正月や夏休みには実親の所に帰ることもある。山岡さん宅に戻ってくると「やっぱりここが安心する」と口にする。山岡さんは「ここがうちなんだよ。産んでくれた親がいて、育てている親がいる。両方とも親なんだよ」と応じる。

恵子さんは、将来、子どもたちが巣立った後のことに思いをはせる。

「挫折した時に心のよりどころになり、いつでも帰れる場所があるのが大事。行ったり来たりしながら、自立してくれたらいい」と話した。

✤十人十色

それから三日後、山岡さんは里親の集まりに顔を出した。互いに子育ての悩みを相談したり、特別養子縁組や行政の手続きについて情報交換したりする。この日は四人が参加した。

「常にみんな不安がある。愚痴を言い合い、話し合って、納得し、安心する会なんです」

知的障害や情緒障害がある子ども四人を育てる男性（五九）が言う。「子どもたちは十人十色。それぞれが持つ可能性にすごく魅力を感じる」

一三年に男の子を迎え、特別養子縁組の手続き中という四十代の男性が「子どもが来たときから親子年齢が積み上がっていく。最初はやんちゃもするけど、ゼロ歳だと思えば仕方ないよね」

と言うと、「うちもそう」とうなずき合う。

集まりは昼食を挟んで四時間ほど続いた。話題はさまざまだが、子どもへの愛情という点では共通している。

「みんな、話しだすと止まらないんだ」と山岡さんは笑った。

七、試される愛情
すさまじい日々に弱音も

ぴったりとくっついてポーズを取る親子、元気に遊ぶ子どもたち。大阪市内の事務所の壁にはたくさんの写真が貼られている。

家庭養護促進協会理事の岩崎美枝子（七三）は五十年近く、児童相談所と連携して乳児院や児童養護施設で暮らす子どもたちに里親を探す活動を続けてきた。

写真の中では皆が穏やかな笑顔を浮かべているが、その裏にすさまじい日々があるのを、岩崎は見てきた。

✤優しい手触り

赤ちゃんが泣くと、母親が飛んできて不快感を取り除いてくれる。いつもの匂い、優しい手触り。赤ちゃんは安心感と快感を覚える。この積み重ねが母と子の信頼関係を形成していく。

こうした関係を乳児院や児童養護施設で築くことは難しい。何人もの保育士が決められたスケジュールで、入れ代わり立ち代わり世話をするからだ。集団で暮らすことを強いられた子どもたちは、自分だけを見つめ、受け止めてくれる大人を求めている。それを確かめるため里親に引き取られると、あらゆる手だてで里親を試そうとする。

服を着せようとすると拒否する。おやつをテーブルに並べると、何度も床の上に落とす。洗面所の水を出しっぱなしにして、そこら中をぬらしての水遊び。

「何をやると一番嫌な顔をするか、表情を見ながらやるのよね。『どこまでやったら気が済むのよ』っていうくらい、繰り返す。どんなに悪いことをしても、どんなに不細工なことをしても、私のことを引き受けて、愛し続けてくれる人なのか試している」

二歳の男の子は過食だった。表情を変えずに黙々と食べる。最後は食べた物を吐き出し、また食べ続ける。

ご飯を食べずに、味付けのりばかり食べる四歳の女の子もいた。

岩崎は「叱らずに受け止めて。欲しいと言われたら、子どもが食べられる量の五倍くらいを用意して」とアドバイスする。

毎日のように繰り返される「試し行動」に苦労させられ、「こんなはずじゃなかった」と弱音を口にする人がいれば「親になりたいって言ったのはあなたよ」と励ます。

✽六歳でおしめ

小学一年の六歳の男の子が「おしめをして」と言い出した。

協会の活動に携わるようになってまだ日が浅かったころ、岩崎はそんな話を聞かされた。

「お母ちゃんにやってもらったことがない。僕とお母ちゃんだけの秘密で、やってほしい」とお願いされた里親は、一緒にお風呂に入った後、ベビーパウダーをはたいて、おしめをしてやった。それが毎日、数カ月にわたって続いたという。

岩崎は「六歳でおしめか」と驚いた。

「やっぱりおしめの世話からしないと、どこか親子になられへん部分もあるんやろな」と感想を口にしたが、ほおの辺りがけいれんし、引きつっていた。

「そんな顔してたら、あきませんよ」

その里親は岩崎に言った。

「本当の赤ちゃんのように接してやらないと、何の意味もないんです」

子どもは、生まれたばかりの赤ちゃんのように無条件でかわいがってもらえる経験を欲している。岩崎はこの時、「赤ちゃん返り」の必要性に気づかされたという。

「子どもは愛されることに貪欲で、狡猾で、執拗」

岩崎はよくこんな言い方をする。

試し行動も赤ちゃん返りも、子どもが満足するまで繰り返し、親がとことん付き合ってやることで初めて信頼が生まれ、親子関係ができる。

✽秘密にしない

赤ちゃんを引き取って養子縁組をした場合、子どもへの真実告知に悩む養親もいる。

「真実告知は子どもへの愛を伝えること。子どもが『この親に愛され、ここに居場所があって、これが私の家族なんだ』と思えるような形で、メッセージを伝えたらいい」

秘密にすると、どこかで無理が出てくる。子どもは気づくものだ。

ある子は六歳の時、友達の家と比べて自分の親が年を取っていて、しかも自分に妙に甘いことから、ある日、母親に尋ねた。

「ひょっとして、僕はもらわれてきた子なんじゃないの？」

その瞬間、母は硬直した。子どもは「触れてはいけない話題なんだ」と感じたという。

小さいころは日常生活の中でその出来事を忘れていたが、自分のアイデンティティーを形成していく中で、気になり始めた。

自分は何者なのか。生みの親は、なぜ自分を手放したのか。将来を考える時期に過去が空白のままであることに自信が持てなくなった。

✽愛してくれる人に託された命

「どうせ私を捨てた親」生みの親のことをそんなふうに言う子どももいるが、岩崎は「捨てたんじゃない。あなたを愛してくれる人に、この命を託そうと決断したの」と伝える。

「今すぐ生みの親に会いたい」と言う子もいる。

子どもを養子に出さなければならなかった女性たちの背景は複雑だ。相手から拒絶されるかもしれないし、聞きたくない話を聞かされ、傷つくかもしれない。どんな事態になってもきちんと自分をコントロールできる力がつくまで、会うのは待ったほうがいいというのが岩崎の考えだ。

✽子どもも親も、見事に変わる

子どもを希望する夫婦と、親を求める子ども。

それぞれに向き合ってきた岩崎は、親子の組み合わせを自分たちスタッフが決めることに重みを感じながら、家族の日常に寄り添う。

親子になる道は決して平たんではない。苦労もあれば、涙もある。裸でぶつかり合う。そうした関わりの中で、いつしか子どもも親も、見事に変わっていく。

「その場面を見ることができるのが、この仕事の醍醐味かしら」

ハイハイをしていた子どもが歩けるようになり、思春期を迎え、大人になっていく。その当たり前のことに、岩崎は毎回、感動する。

あとがき

連載を終え、書籍化のために記事を最初から読み直してみた。あらためて感じるのは、子どもを産み、育てるというごく自然な営みが時としてこれほど悩み多く、親になろうとする人の生きざまや価値観を揺さぶり、あるいはまた、命がそこにあることの意味を鋭く問いかけるという事実に触れての驚きだ。

晩婚・晩産化といったライフスタイルの変化による少子化、医療技術の進歩と生命倫理をめぐる国民的議論の欠落、さまざまな制度的不備といった社会的な要因を背景に、出生前診断や不妊治療の当事者となった人たちは複雑な状況に直面し、混迷の中をさまようことになる。私たちの誰一人、唯一無二の正しい答えを導き出すことなどできはしないが、これらの問題は決して「他人ごと」ではなく、そこに映し出されているのは私たちが生きる社会のありようだということを忘れてはならない。

出生前診断をめぐっては、連載が終盤を迎えていた二〇一四年六月、北海道の函館地裁で興味深い民事訴訟の判決が言い渡された。

原告は、函館市内の診療所で羊水検査を受け、医師から「胎児に染色体異常はない」と説明を受けた夫婦だ。生まれてきた子どもにはダウン症があり、重い合併症のため生後間もなく死亡した。医師が書類の内容を読み間違え、ダウン症との検査結果が出ていたのに逆の説明をしていたことが後から分かり、夫婦が慰謝料を求めていた。

地裁判決は、出生前診断の結果に基づく人工妊娠中絶が「法律上の要件を弾力的に解釈することにより、少なからず行われている社会的な実態がある」と指摘。「中絶するか、出産するかは親となるべき者の社会的、経済的環境、家族の状況などを前提としつつも倫理的、道徳的な煩悶を伴う極めて困難な決断だ」とも言及した上で、こう認定した。

「原告夫婦にとって生まれてくる子どもが健常であるかどうかは今後の家族設計をする上で最大の関心事で、羊水検査の結果を正確に告知していれば、中絶を選択するか、または中絶しないことを選択した場合には、子どもの出生に対する心の準備や養育環境の準備もできたはずだ。誤った説明でこのような機会を奪われ、わが子として生を受けた子どもが重い症状に苦しみ、短期間のうちに死亡する姿を目の当たりにした夫婦の精神的衝撃は非常に大きかったと考えられる」

この判決は二つの点で注目される。

一つ目は、医師の誤った説明により、おなかの子を中絶するか、出産するか検討する機会が奪われたことを理由に、一千万円の慰謝料支払いを命じたことだ。

中絶が許される要件は、母体保護法に基づき「妊娠の継続や分娩が身体的または経済的理由により母体の健康を著しく害する恐れがある場合」などと規定されており、胎児の障害を直接の理由とする中絶は含まれていない。

かつて、これを認める「胎児条項」を導入しようとする動きがあり、障害者差別につながるとして猛烈な反対運動が展開されたことは第一部の歴史編で紹介した通りだが、現実には障害を理由とする中絶は数多く行われている。判決はそうした実態を直視しながら、夫婦の気持ちに寄り添い、結論を導き出した。

医療現場には「中絶するか、出産するかを選択する機会が法的な保護の対象になるのなら、どの妊婦にも出生前診断を受けるかどうか尋ねなければならないのだろうか」と懸念する向きもあるようだが、ここで取り上げられているのは羊水検査を希望した夫婦と、検査を受託した医師の診療契約に関する個別の話であり、検査の機会があることを妊婦に一律に伝えるべきだとの趣旨ではないことに注意が必要だ。

二つ目は、検査結果を逆に伝えた医師の責任を厳しく指摘した点だ。

結果によっては両親に重い選択を迫り、胎児の命を左右することになる検査で、このような単純ミスが許されるはずもないが、実は、医療者側の不十分な説明で妊婦が不安の渦中に陥ることは少なくない。

特に超音波の画像を見ながら、後頸部浮腫（ＮＴ）と呼ばれる胎児のうなじ部分にできるむくみの厚さを測定する手法をめぐっては、通常の妊婦健診の中で試みることができるため産科医療の現場で注目される一方、胎児の姿勢や測定の仕方などの実施条件が厳格に管理されず、「もしかしたら異常があるかもしれない」などとあいまいな説明で妊婦を振り回すケースも起きているという。出生前診断に関する知識や技能を十分持ち合わせた医師ばかりとは限らない。臨床遺伝専門医や認定遺伝カウンセラーといった専門家による妊婦のサポート体制の拡充が望まれる。

おなかの子に重い障害や病気があると分かった時、子どもの人生、家族の人生を考え、深く悩み、自分なりの答えを見つけようとする。その選択の是非を他人が言うことはできないだろう。ただ、どんな障害があっても、生きられる時間が限られているとしても、そこに命の輝きがあることは伝えたいと思う。

本書に登場した、重い染色体異常の13トリソミーがある娘を育てる女性は「生まれるまでは不安ばかりだったけど、生まれたら『かわいいなあ』と思えた」と語り、娘と過ごす日々の、ささやかな喜びを何度も口にした。少しずつ成長する娘の笑顔に触れ、初めて感じることができた幸せ。家族で行ったピクニックや海水浴の写真を、何枚も送ってきてくれた。

技術が発達するのを止めることは不可能かもしれない。おなかの子どものことは何でも知っておきたい、という親としての心情も十分理解できる。

だが将来、診断できる胎児の障害や病気の種類がどんどん増え、検査を受ける妊婦も増えていくとしたら、その先に待っているのはどんな社会だろうか。今それを必要とする人のために技術を生かしながら、その向かう先をしっかりとコントロールし、社会的な合意形成に向けて出生前診断の在り方を議論していくことが求められる。

生殖医療についても、少し補足しておきたい。

自民党のプロジェクトチームは二〇一四年四月、代理出産や、卵子、精子の提供など、第三者が介在する生殖医療に関する法案をまとめた。ただ、生まれてくる子どもが出自を知る権利については「引き続き検討する」との表現にとどまり、大きな課題を残した。

第三者が提供した精子を使う非配偶者間人工授精（ＡＩＤ）の歴史は古く、国内では一九四九年に慶応大病院で最初の赤ちゃんが生まれた。六十年以上の歳月が流れ、これまでに一万人以上の子どもがこの治療によって誕生したとされる。本書に実名で登場した加藤英明さんもその一人だ。

加藤さんは一四年三月、自分の「遺伝上の父」がどんな人なのか知りたいとして、精子提供者の情報を開示するようＡＩＤを実施した慶応大病院に文書で求めたが、病院側は記録が見つからないと回答した。日本産科婦人科学会は倫理指針で精子提供者の記録を保存するよう求めているが、古いものは既に廃棄されているのが実情のようだ。

仮に記録が残っていたとしても、提供者の情報は教えられないというのが医療現場のルールになっている。そういう前提で提供してもらっている以上、約束は破れないし、治療を受ける夫婦も匿名での提供に同意しているというのがＡＩＤを実施する側の論理だが、生まれてくる子どもへの配慮は抜け落ちているといわざるを得ない。

六年ほど前、慶応大病院を取材した際、ある台帳を見せてもらった。黒い表紙に金文字で「ＡＩＤ登録簿」と書かれていた。中を見ることはできなかったが、精子提供者一人ひとりに割り当てられた識別番号などが記載されており、全部で二十数冊が保管されているとの説明だった。

私は当時、慶応大病院をはじめ、ＡＩＤを実施している各地の医療機関を訪ね歩き、医師たちに質問して回った。

遺伝上の父を知りたいと望む人たちがいる。彼らの声をどう受け止めますか？

取材メモにはさまざまな答えが記されている。

「自分と血のつながった人を知りたいというのは自然な気持ちで、それを駄目というのは通らないかなと思う。一方で、提供者も守らなければならない。二十年後に突然、提供精子で生まれた子どもがやってきて、提供者の家庭が壊れるようなことは防がないと。提供者を知りたいという子どもの気持ちと、同じぐらい重要なことだ」

「匿名性が外れると、提供者がいなくなると思う。ほとんどの人は提供を尻込みする。日本ではこの治療はできなくなってしまい、患者さんの夢も希望もなくなってしまう」

「夫婦間の治療とは次元が異なり、人間の尊厳にかかわる問題だと感じる。でも技術があるだけに、患者さんに対して諦めなさいとは言えない」

中には「もし自分が患者の立場だったら、この治療を受けようとは思わない。だから患者さんにも積極的には勧めない」と話す医師もいた。

別の医師は面会は断ったものの「いつ中止しようかと思いながら今日に至っている。他の方法では妊娠できない患者さんに相談され、希望に応え続けてきたが、提供者の情報を明らかにしないAIDはもうやめようと思う。いつの日か、個人情報を明らかにしてもよいというドナーが出現するまで行わないことにします」とのメールを送ってきた。

医療機関だけでなく、AIDをこれから受けようとする夫婦や、既に子どもをもうけた夫婦にも会って話を聞いた。

ある女性は、小学生になった娘が「私、誰に似たのかな」とつぶやくのを聞いた時、自分の喉に何かが詰まっているような苦しさを感じた。二重のまぶたや、彫りの深い顔立ち、細くて長い指。両親と違うところを数え上げる娘を前に、うそをついていることに後ろめたさを覚えた。

「本当のことを言えば子どもは傷つくかもしれない。だけど、子どもが感じる悲しみやつらさを共有して、それを全部かぶって一緒に乗り越えていくのが親子なんじゃないかと思う」と語った。

以前は告知に否定的だった夫も、娘が中学に入ってからは「君と娘にとって、それがいいと思うんだったら、言ってもいいよ」と口にするようになったという。

その時に書いた記事を送ると、お礼のメールが来た。

「主人に感想を聞くと、言葉にならないと一言残し、お風呂に入ってしまいました。それから何日かたって、娘が留守の時のこと。ふいに『いつ話すことになってもいいよ、記事を読んで、本当にあなたの気持ちがよく分かった。いつでもいいから』と。今までは、話してもいいよと口にしても、ホントハイヤナンダ、という声が聞こえていたけれど、今度こそ分かってくれたようです。やっとここまで来たと思いました。そう遠くない日に、話すことになると思います」

それからも時折、近況のやりとりがあった。季節は巡り、ついに娘に真実を話したと知らせてきたのは翌年の春だ。

「素直に話を聞いてくれ、受け止めてくれました。成長するにつれ、悩みも出てくるかもしれませんが、これで一緒に歩いていくことができるようになりました」

子どもの福祉を第一に考えるなら、真実告知や出自を知る権利の保障はとても大切だ。だが精子提供者の情報が子どもに開示されるとなったら、提供しようと考える人はいなくなるのではないか。そんなジレンマを抱えながら、AIDは長年にわたって続けられてきた。加藤さんをはじめAIDで生まれた人たちが、社会に向かって生殖医療の在り方を問うメッセージを発信するようになり、提供者の匿名原則を前提としてきた医療現場の意識も、治療を受ける側の夫婦の意識も、少しずつ変わりつつあるのかもしれない。

出自を知る権利をめぐっては、厚生労働省の部会が〇三年の報告書で「アイデンティティー確立に重要。子ども本人が望んだ場合は意思を尊重する必要がある」とし、精子提供者開示の制度化を盛り込んだが、現在に至るまで具体化していない。前述の自民党チームの法案も、こうした点の検討は不十分といわざるを得ない。

医療現場にとってクライアントは目の前にいる不妊に悩む夫婦だが、治療によって生まれてくる子どもの幸せも、生殖医療の在り方を考える上で欠かせない視点だ。

本書の第二部「生殖医療」と、第三部「生みの親・育ての親」は緩やかにつながっている。不妊治療を受け、子どもをつくろうとする夫婦の悩みや苦しみ、子どものいない人生を受け入れ、二人で手を取り合って生きていこうとする夫婦の選択、そして、血がつながらなくても結ばれていく親子の絆。自分の生き方や価値観を見つめ直す人たちの心情を追い、さまざまな家族の形を描いた。

親が育てられない子どもを、親になりたいと望む夫婦に紹介し、長年にわたって特別養子縁組を支援してきた男性の「この子の荷物を一緒に抱えてくれる人は誰だろう。苦しみにもだえる時、ずっと寄り添ってくれるだろうか」という言葉は、施設養護が中心の社会に対する問題提起でもある。

特別養子縁組のあっせんをめぐっては、一部の民間団体が養父母側から多額の現金を集めていたことが一三年に問題化したのを受け、厚生労働省はあっせんにかかる実費を超えて現金を徴収しないよう徹底を求める通知を出した。一方で民間団体の活動に対する公的支援は乏しく、親と暮らせない子どもの多くが乳児院や児童養護施設で生活している現実をどうするのか、処方箋は見えないままだ。家庭的な環境で養育できる里親への委託率は一割強にとどまり、七割を超える英国や米国との落差は大きい。国や自治体は里親や養子縁組の普及にもっと積極的に取り組み、民間団体との連携も強めるべきだ。

取材には多くの方々のご協力を得た。極めてプライベートな事柄にもかかわらず「誰かの役に立つのなら」と快く話をしていただいた。その思いに支えられて連載を続けることができた。記事の感想や体験談を寄せていただいた読者にも励まされた。批判的なご意見も含め、手応えを感じながら走り続けることができた。書籍化に当たっては現代書館の編集者、小林律子さんに大変お世話になった。この場を借りて、みなさんに感謝したい。

二〇一四年十月

共同通信社社会部
連載企画「わが子よ」取材班デスク
若林久展

連載企画「わが子よ」取材班

【デスクワーク】

若林久展、戸部大《はじめ》

【取材・執筆】

第一部　和田真人《まさと》、船木敬太、小川美沙、若林久展《ひさのぶ》、市川亨《とおる》

第二部　金子美保、宮川さおり、桑折敬介、樋口明、服部慎也、川口敦子、高崎正寛《まさひろ》、岩村賢人《けんと》

第三部　金子美保、船木敬太、山脇絵里子

わが子《こ》よ

――出生前診断《しゅっしょうぜんしんだん》、生殖医療《せいしょくいりょう》、生《う》みの親《おや》・育《そだ》ての親《おや》

二〇一四年十一月十日　第一版第一刷発行

編　者　共同通信社社会部
発行者　菊地泰博
発行所　株式会社現代書館
東京都千代田区飯田橋三－二－五
郵便番号　102-0072
電　話　03（3221）1321
FAX　03（3262）5906
振　替　00120-3-83725
組　版　具羅夢
印刷所　平河工業社（本文）
東光印刷所（カバー）
製本所　越後堂製本
装　幀　渡辺将史

校正協力・西川 亘

 ISBN978-4-7684-5741-2
定価はカバーに表示してあります。乱丁・落丁本はおとりかえいたします。
http://www.gendaishokan.co.jp/

活字で利用できない方のための
テキストデータ請求券
『わが子よ』